心と体の不調を精油&ハーブでセルフケア

医師が教える アロマ&ハーブ セラピー

緑蔭診療所
橋口玲子監修

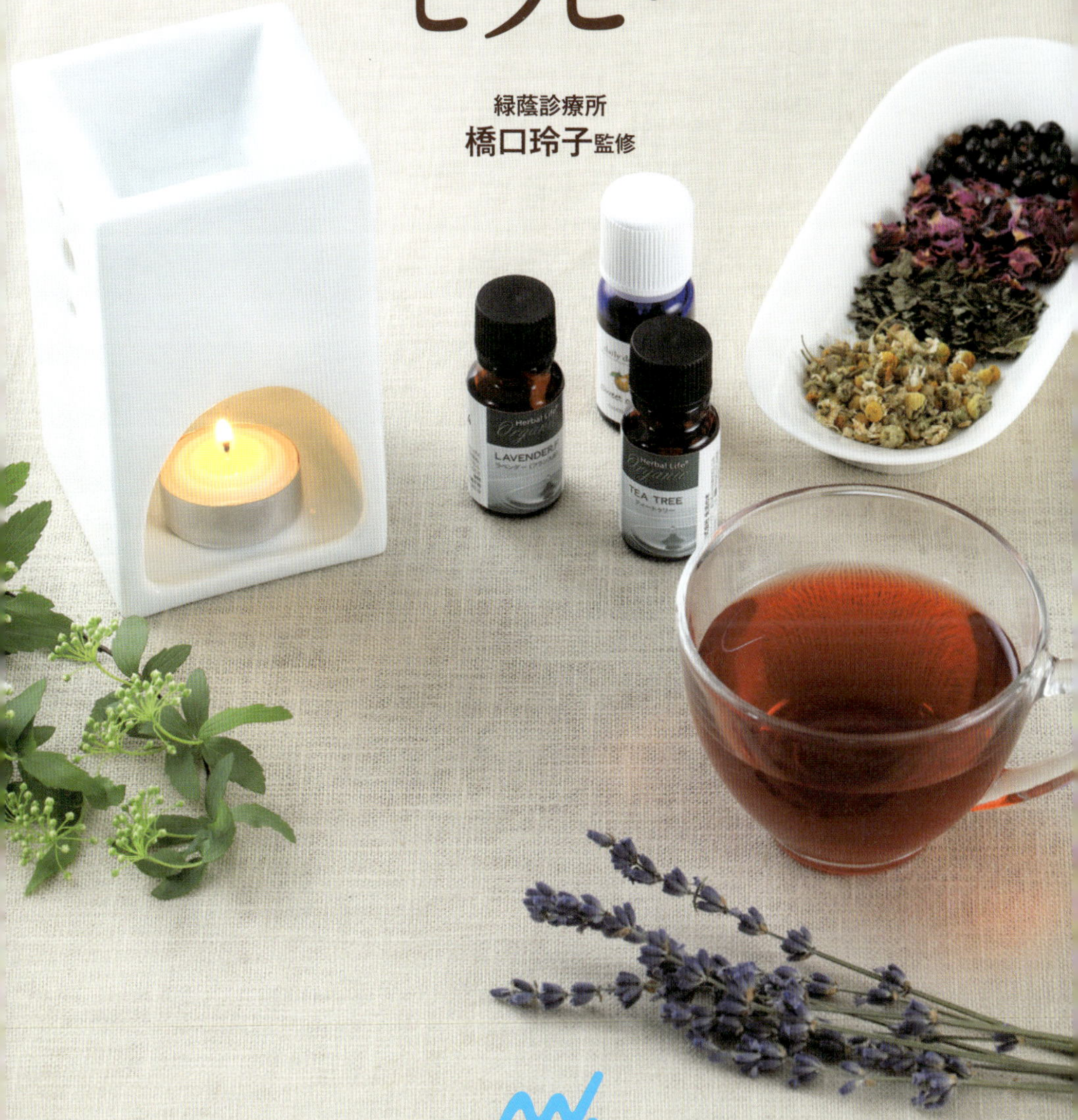

マイナビ

はじめに

ハーブティーというと、まずカモミールティーを思い浮かべる方が多いと思います。甘くやわらかい香りとほっとする味が人気ですが、「あぁ、おいしかった」だけではもったいない。①リラックス、②胃の調子がよくなる、③肩こりが和らぐ、④体が温まるなどなど、ハーブティーを飲むことでいろいろな得をしています。どんなときにどのハーブをどう利用すればいいのかを知っていると、単なるお茶の時間が立派なセルフケアタイムになるのです。

精油を用いるアロマセラピーも、ハーブの利用法のひとつです。例えばカモミールの精油にはジャーマンとローマンの2種類があり、成分に違いがあるので利用法も少し違ってきます。どちらもよい香りですが、使い分けられれば香りを楽しむだけでなく、レベルアップしたセルフケアができるはずです。

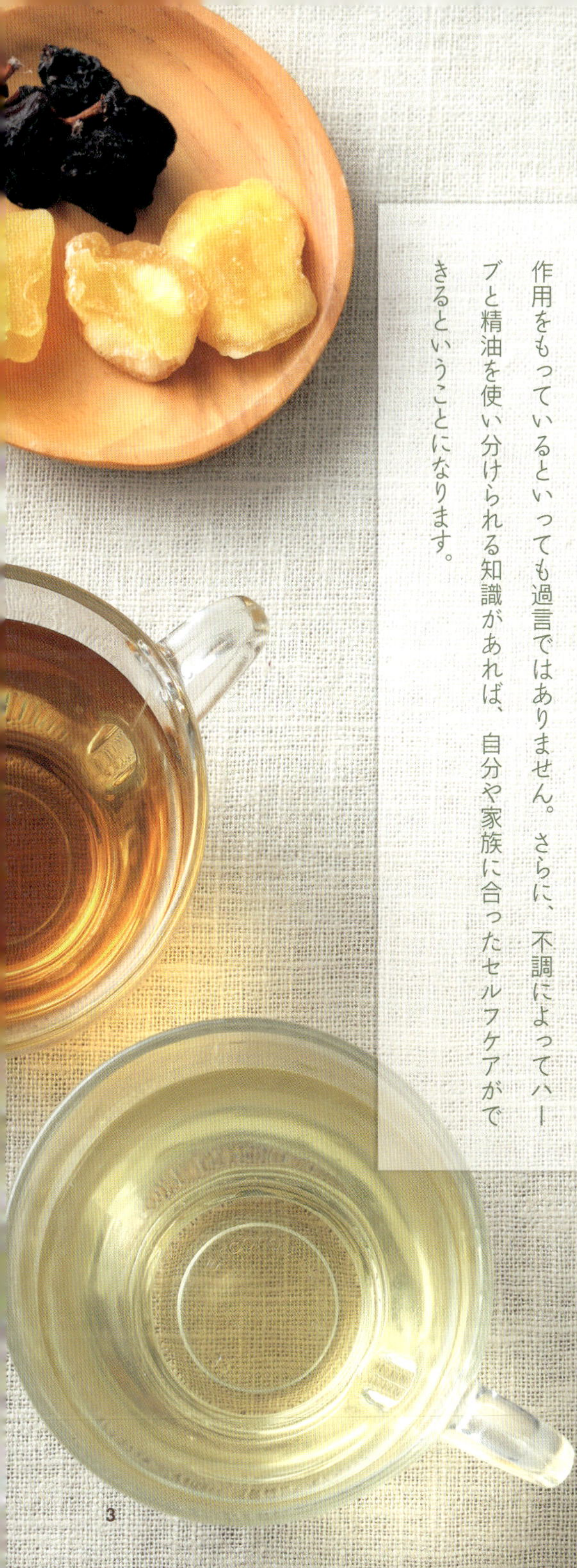

時間と情報に追われる現代社会は、「高ストレス社会」。寿命が延びたために、加齢による心身の変化や不調もストレスになりがちです。
老化は、組織や細胞レベルでみると「酸化」という現象で進んでいくので、現代人にとってのセルフケアのキーワードは「抗ストレス」と「抗酸化」といってもよいでしょう。

セルフケアに向くハーブや精油は、すべてのものが抗ストレス作用と抗酸化作用をもっているといっても過言ではありません。さらに、不調によってハーブと精油を使い分けられる知識があれば、自分や家族に合ったセルフケアができるということになります。

セルフケアにはさまざまな手段がありますが、漠然と「体によいこと、ストレス発散になることを何かしなくては！」と思っても、なかなか続きません。その点、ハーブティーやアロマセラピーは手軽で安全、かつ効果が高く、おいしくて香りもよいので快適！　だから続けやすく、セルフケアに適しています。

この本にはハーブや精油の特徴と、どこにどう働きかけるか、安全かつ効果的に利用するにはどうすればよいのか、といった情報が詰まっています。といっても、誰でも手軽に始められるような、なるべく簡単な方法のみ。アロマセラピーでも精油は1～2種類にとどめ、複雑なブレンドは避けています。

まず、ＰＡＲＴ２「症状別ケア」の今いちばん気になっている不調のページをめくってみてください。そして、ハーブティーを1種類、精油を1種類入手して試してみましょう。ハーブや精油がいくつか挙げてあれば、もっとも気に入った香りのものを選んでください。その際、使ってみながら第1章も読んでいただくと、どう効くのか理解できて応用が利くようになります。

もちろん、セルフケアではカバーしきれない病気も数多くありますので、医師の治療を受けたほうがよいものについては、各所にアドバイスしてあります。「セルフケアで頑張らねば」とムキになって力が入りすぎては、ストレスが増すだけ。だからといって「年だから」、「体質だから」と開き直って投げ出してしまったら、不調が進むだけです。

ムキにならず、開き直らず、楽しいセルフケアをハーブと精油で始めませんか。この本がそのためのガイドになれば、医師としてとてもうれしいです。

緑蔭診療所
橋口玲子

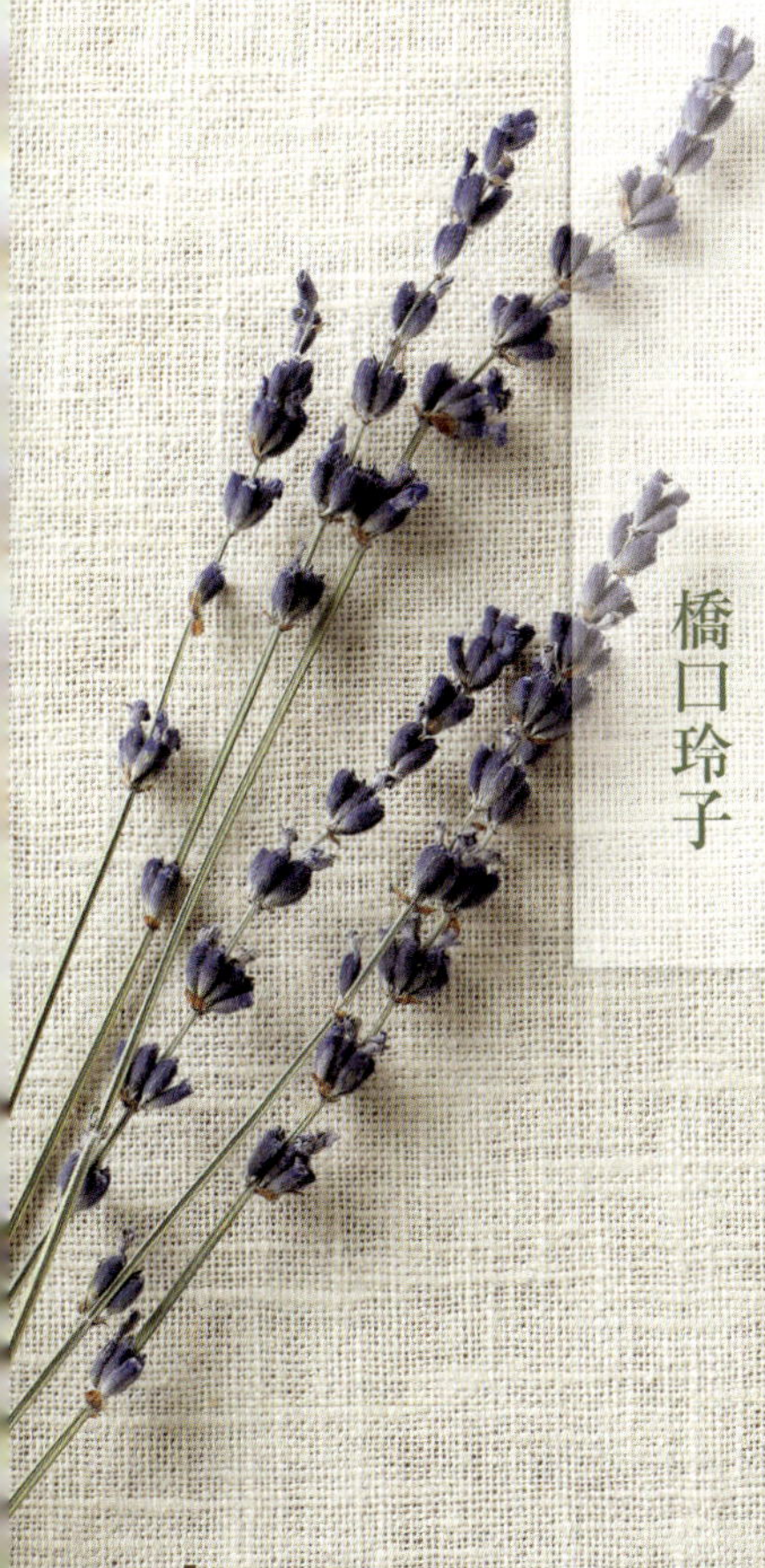

Contents

本書について

アロマセラピーやハーブセラピーは、心身によい影響をもたらしますが、あくまでも補完代替療法です。症状が重い場合は、医師の診察を受けてください。また、使い方を間違えれば、体に悪影響が出てしまうこともあります。本書や取扱説明書などをよく読み、使用上の注意を守りましょう。本書の監修者ならびに出版社は、精油やハーブを使用して生じた問題に対する責任は負いかねます。

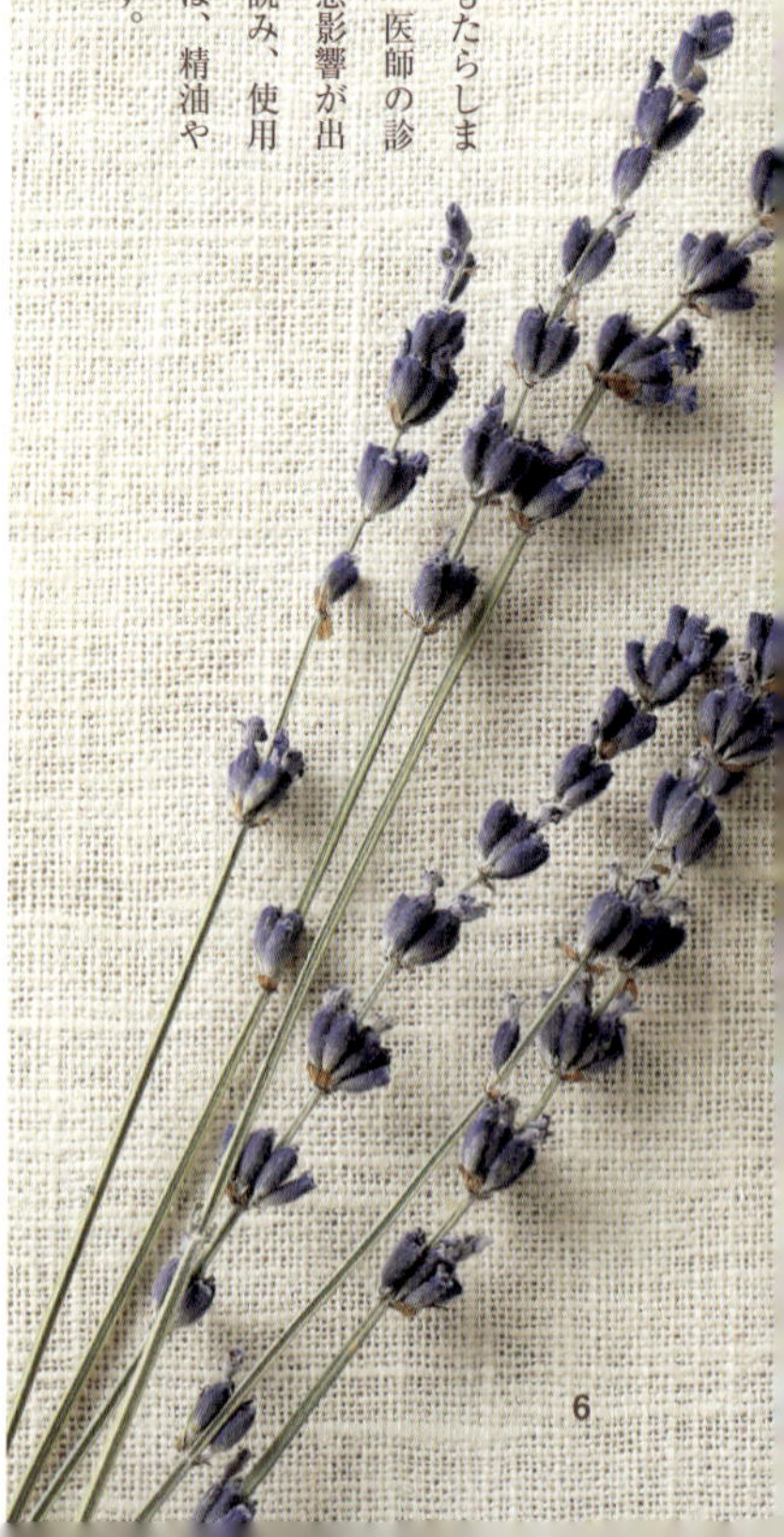

はじめに……2
Introduction……10

PART 1
アロマセラピー、ハーブセラピーの基本

アロマセラピー、ハーブセラピーとは?……18
植物療法の歴史……20
精油の基礎知識……22
精油が心身に作用するメカニズム……26
精油成分の分類作用……28
ハーブの基礎知識……32
入手方法・取り扱い方……34
安全のために注意したいこと……36
精油とハーブの利用方法……38
- **吸入／蒸気吸入**……38
- **芳香浴**……39
- **アロマバス**……40
- **湿布／塗布**……41
- **アロマトリートメント**……42
- **ハーブティー**……44
- **ハーブ料理**……46
- **アロマスプレー／うがい**……48

PART 2 症状別ケア

症状別ケアを始める前に 50

日常的な体の不調 52

頭が痛い 56
風邪の症状 62
せき、のどの痛み 68
胃腸の不快感 70
吐き気 76
便秘 78
下痢 80
起立性調節障害 82
眼精疲労 84
口内炎 85
痔 86
カンジダ症 87
膀胱炎 88

アレルギー症状 90

喘息 92
花粉症 94
アトピー性皮膚炎 96

生活習慣病 98

太りすぎ 100
高血圧 102
肝機能の障害 104
たばこの依存 106

メンタルの不調 108

不安、緊張 110
イライラする 112
倦怠感がある 113
疲れやすい 114
食欲不振、過食 116
睡眠トラブル 118
抑うつ 122
パニック障害 124

女性のトラブル 126

月経不順 128
月経前症候群（PMS） 130
月経困難症（月経痛） 132
更年期障害 136

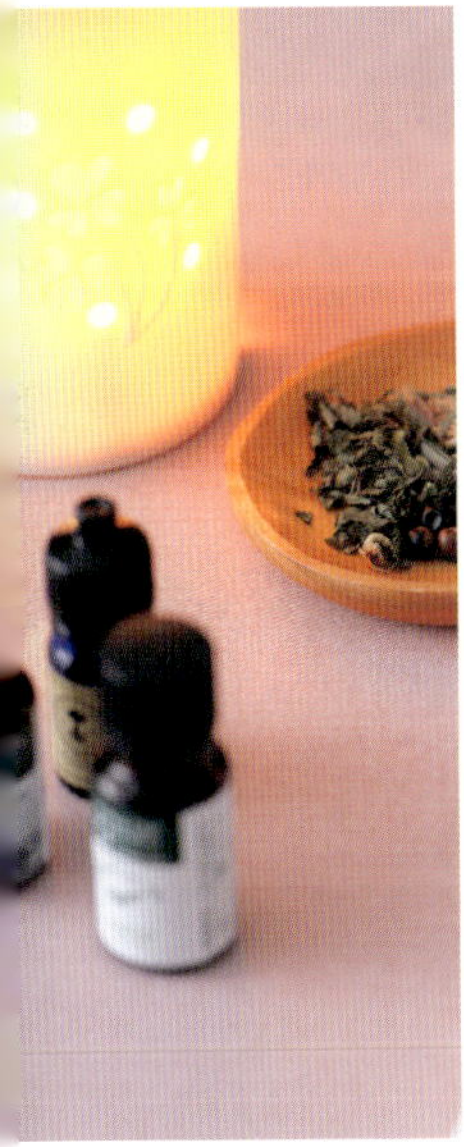

妊娠・出産 140
妊娠中のトラブル 142
分娩時の緊張 146
産後のトラブル 148
子どものアロマ・ハーブセラピー 152
ベビーマッサージ 154
子どものイライラ 155
その他のトラブル 156
冷え性 158
むくみ 162
口臭 164
汗のにおい 165
腰痛、肩こり 166
筋肉痛 168
やけど 169
虫さされ 170
水虫 171
皮膚トラブル 172
髪の毛のトラブル 174
打撲、すり傷、時差ぼけ 176

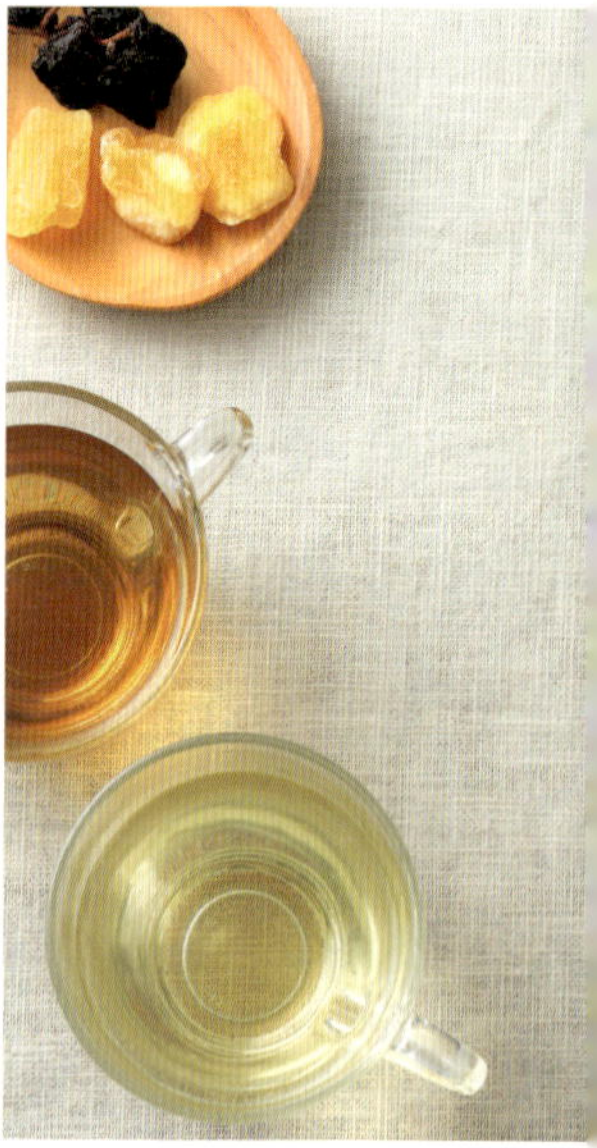

PART 3 精油ガイド ハーブガイド

精油・ハーブの作用 178

精油ガイド

- ●イランイラン 180
- ●カモミール・ジャーマン 181
- ●クラリセージ 182
- ●サイプレス 183
- ●シダーウッド・アトラス 184
- ●ジュニパー 185
- ●タイム・リナロール 186
- ●ネロリ（ビターオレンジ） 187
- ●フェンネル 188
- ●オレンジ・スイート 180
- ●カモミール・ローマン 181
- ●グレープフルーツ 182
- ●サンダルウッド（白檀） 183
- ●ジャスミン 184
- ●ゼラニウム 185
- ●ティートリー 186
- ●パイン 187
- ●プチグレン 188

●ブラックペッパー……189
●フランキンセンス……189
●ペパーミント……190
●ベルガモット……190
●マジョラムスイート……191
●ユーカリ・グロブルス……191
●ラベンダー……192
●レモン……192
●レモングラス……193
●レモンバーム（メリッサ）……193
●ローズ……194
●ローズウッド……194
●ローズマリー・シネオール……195
●ローズマリー・ベルベノン……195

ハーブガイド

●アーティチョーク……196
●イチョウ……196
●ウコン……196
●エキナセア……197
●エルダー……197
●オレンジフラワー……197
●カモミール……198
●カルダモン……198
●カレンデュラ……198
●クランベリー……199
●クローブ……199
●ゴールデンシール……199
●コリアンダー……200
●サイリウム……200
●シソ……200
●ショウガ……201
●セージ……201
●セントジョンズワート……201
●ダイズ……202
●タイム……202
●タンポポ（ダンデライオン）……202
●チャ……203
●チャイニーズアンゼリカ……203
●ナツメグ……203
●ニンジン……204
●ニンニク……204
●ネトル……204
●ハイビスカス……205
●バジル……205
●パッションフラワー……205
●バレリアン……206
●ビルベリー（ブルーベリー）……206
●フィーバーヒュー……206
●フェンネル……207
●フラックス……207
●マカ……207
●ミルクシスル……208
●ミント……208
●ヤロウ……208
●ラズベリーリーフ……209
●リコリス……209
●リンデン……209
●レモングラス……210
●レモンバーベナ……210
●レモンバーム（メリッサ）……210
●ローズ……211
●ローズヒップ……211
●ローズマリー……211

精油の効能一覧表……212
ハーブの効能一覧表……216
キャリアオイルガイド……220
Index……221

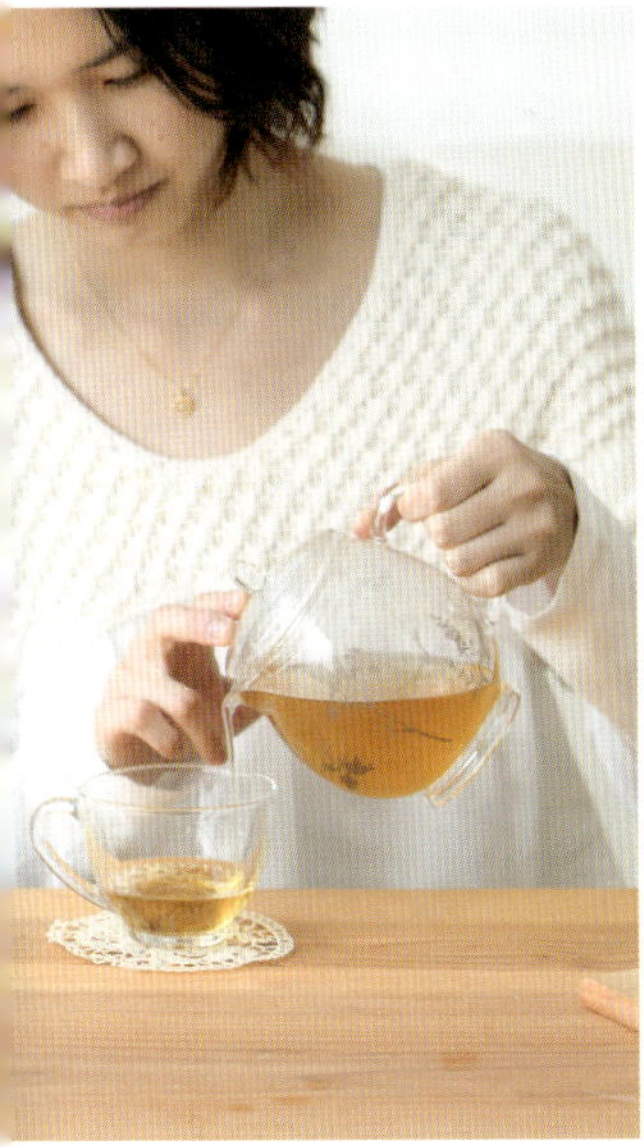

Introduction

精油を使い、香りを楽しむアロマセラピー。
植物そのものを使用するハーブセラピー。
そのどちらも植物の天然成分が心や体に働きかけ、
ちょっとしたトラブルや不調を、
予防・改善してくれます。

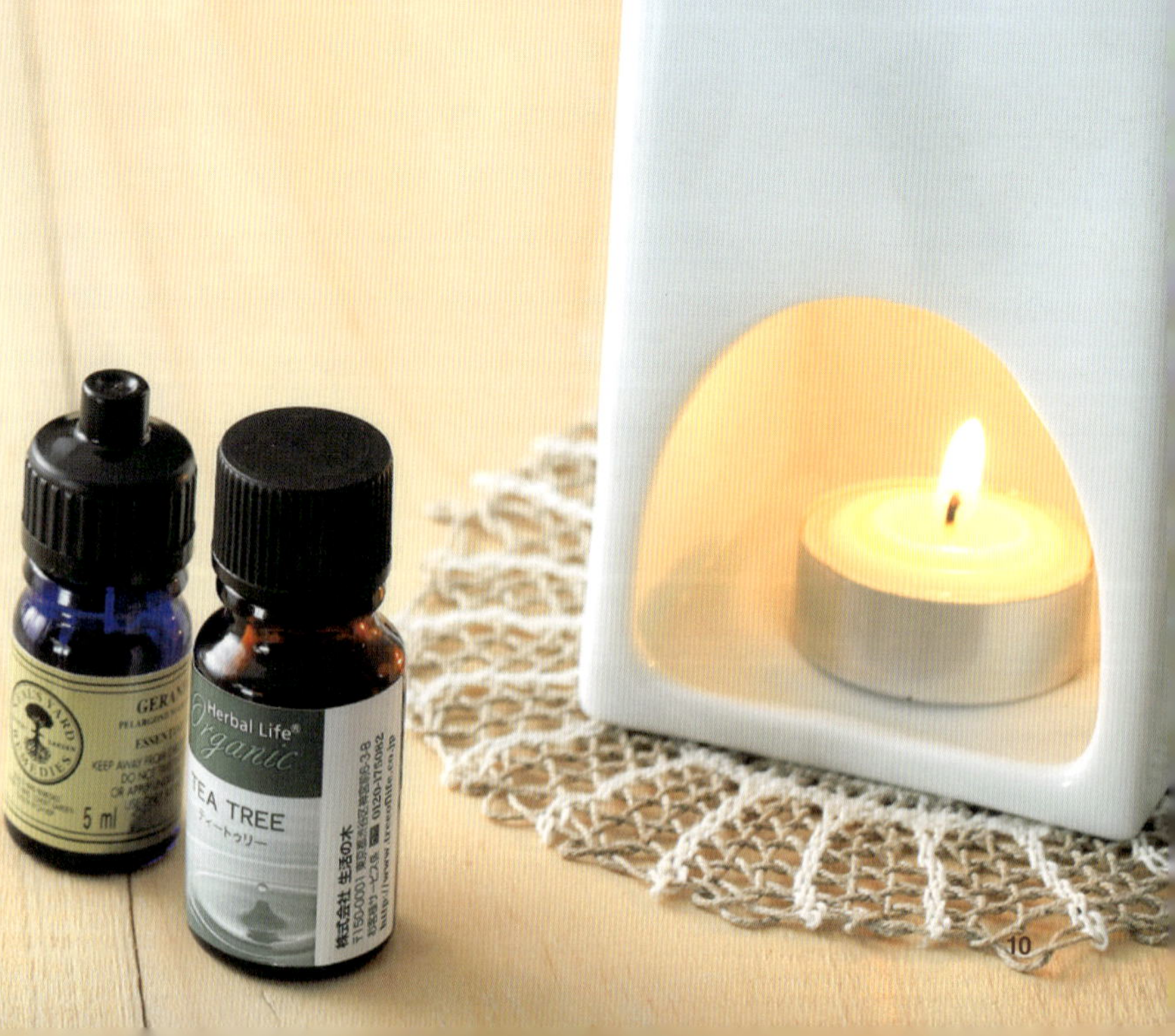

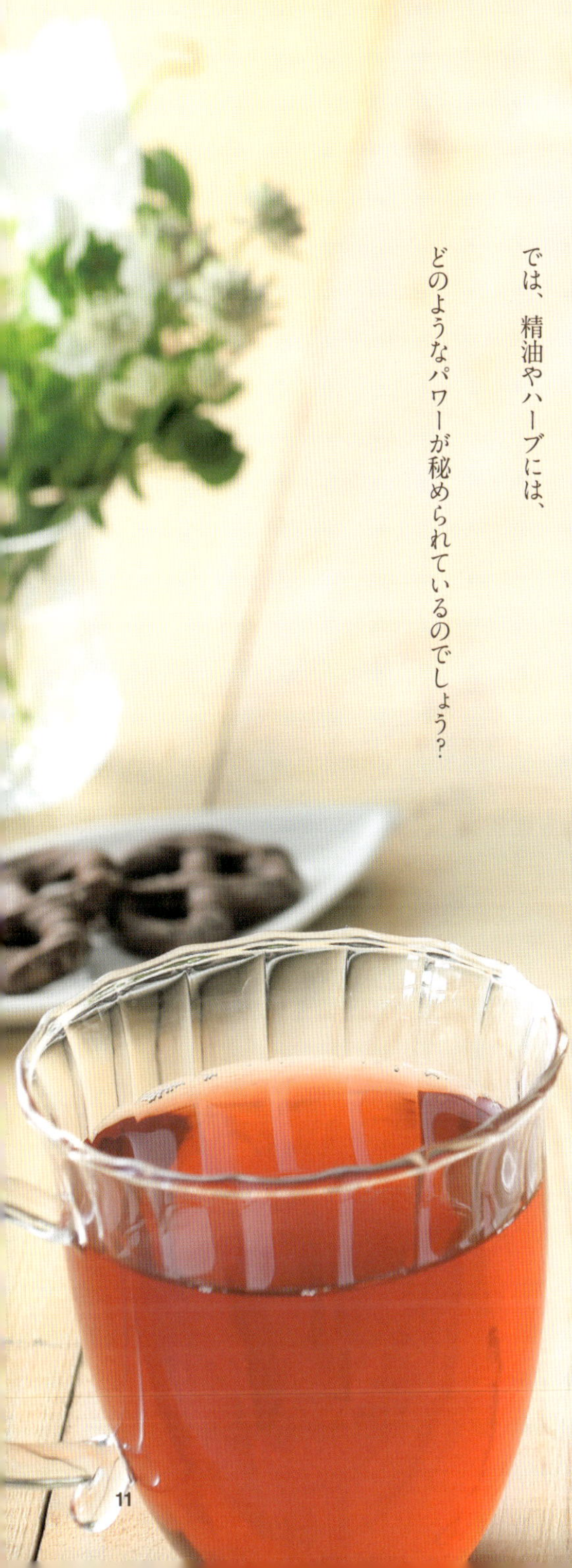

不調によって、精油やハーブをどのように使ったらよいのか……。

そのスキルを身につければ、
市販薬や栄養ドリンクの服用を減らすことができたり、
トラブルが起こる前に予防することができたりします。

では、精油やハーブには、
どのようなパワーが秘められているのでしょう?

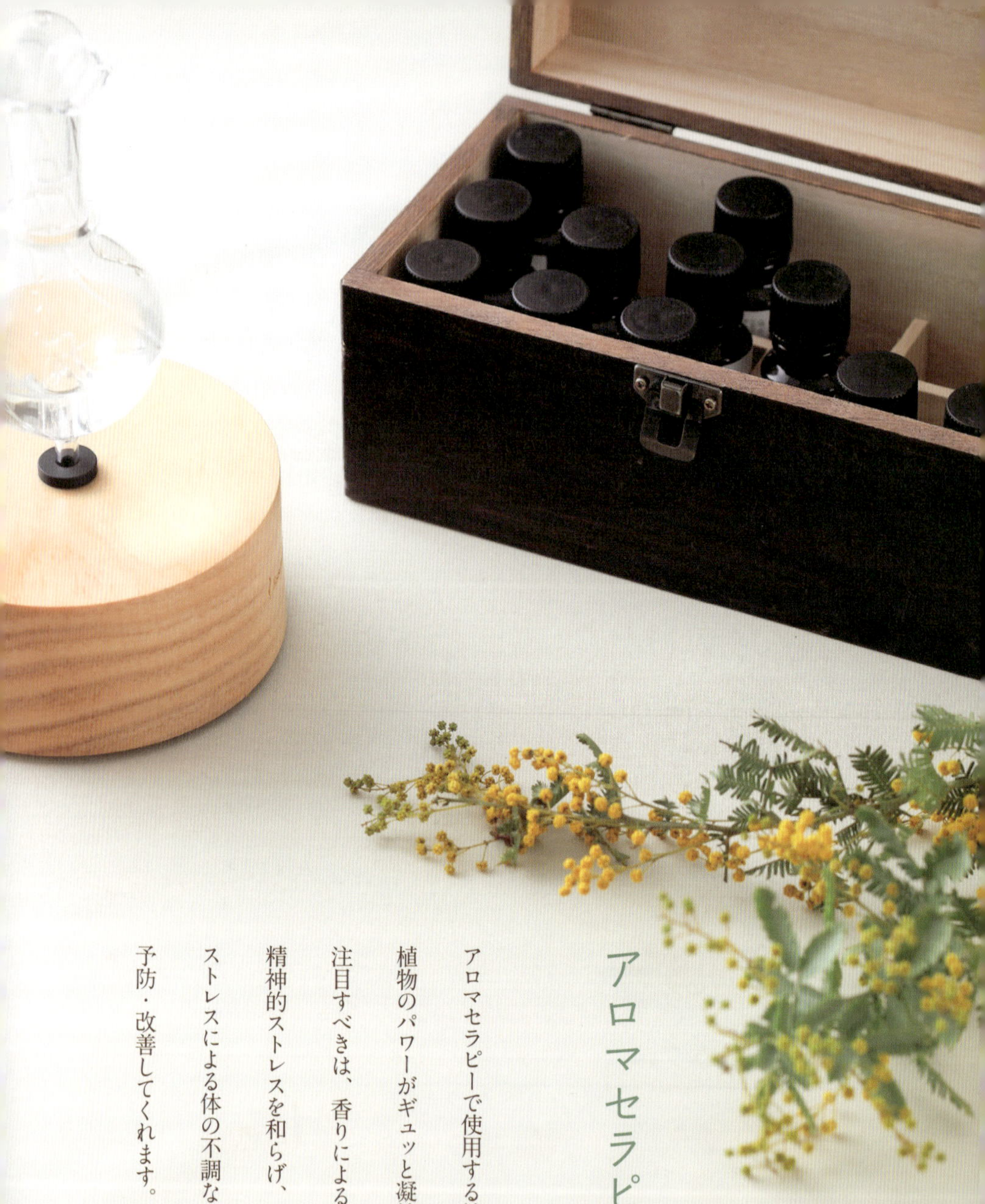

アロマセラピーとは？

アロマセラピーで使用する精油には、
植物のパワーがギュッと凝縮されています。
注目すべきは、香りによるリラックス効果。
精神的ストレスを和らげ、
ストレスによる体の不調なども
予防・改善してくれます。

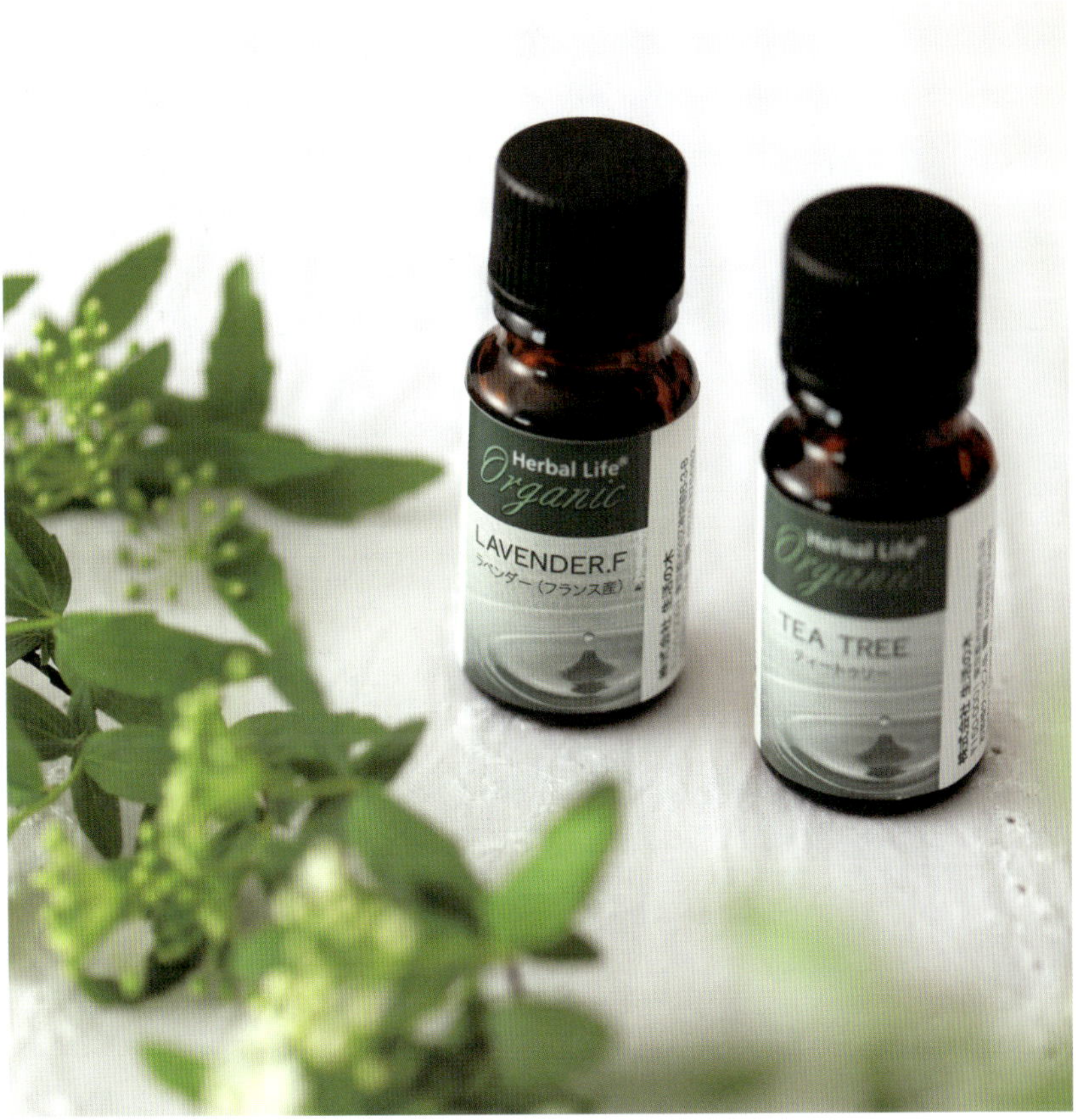

ちょっと疲れた、ストレスがたまった、
リフレッシュがしたい……
などと思ったら、芳香浴やアロマバスなどで
心と体の休息をはかりましょう。

精油には、種類によって心身によい
多くの効能が含まれていますが、
自分が「心地よい」と
思う香りを選ぶことが大前提。

そのうえで、自分の体調に合った
精油を選ぶことができたら、
心身のトラブルをより効果的に
予防・改善することができるでしょう。

ハーブセラピーとは?

薬効の高いメディカルハーブを使用するハーブセラピー。
ハーブティーやスパイスなどを、
飲んだり食べたりすることで体の老化や不調を防ぎ、
抗酸化物質などを摂取できます。
コーヒーなどのカフェインの代わりに
ハーブティーを飲むことを習慣にすれば、
慢性的に悩んでいた不調が治ることも。

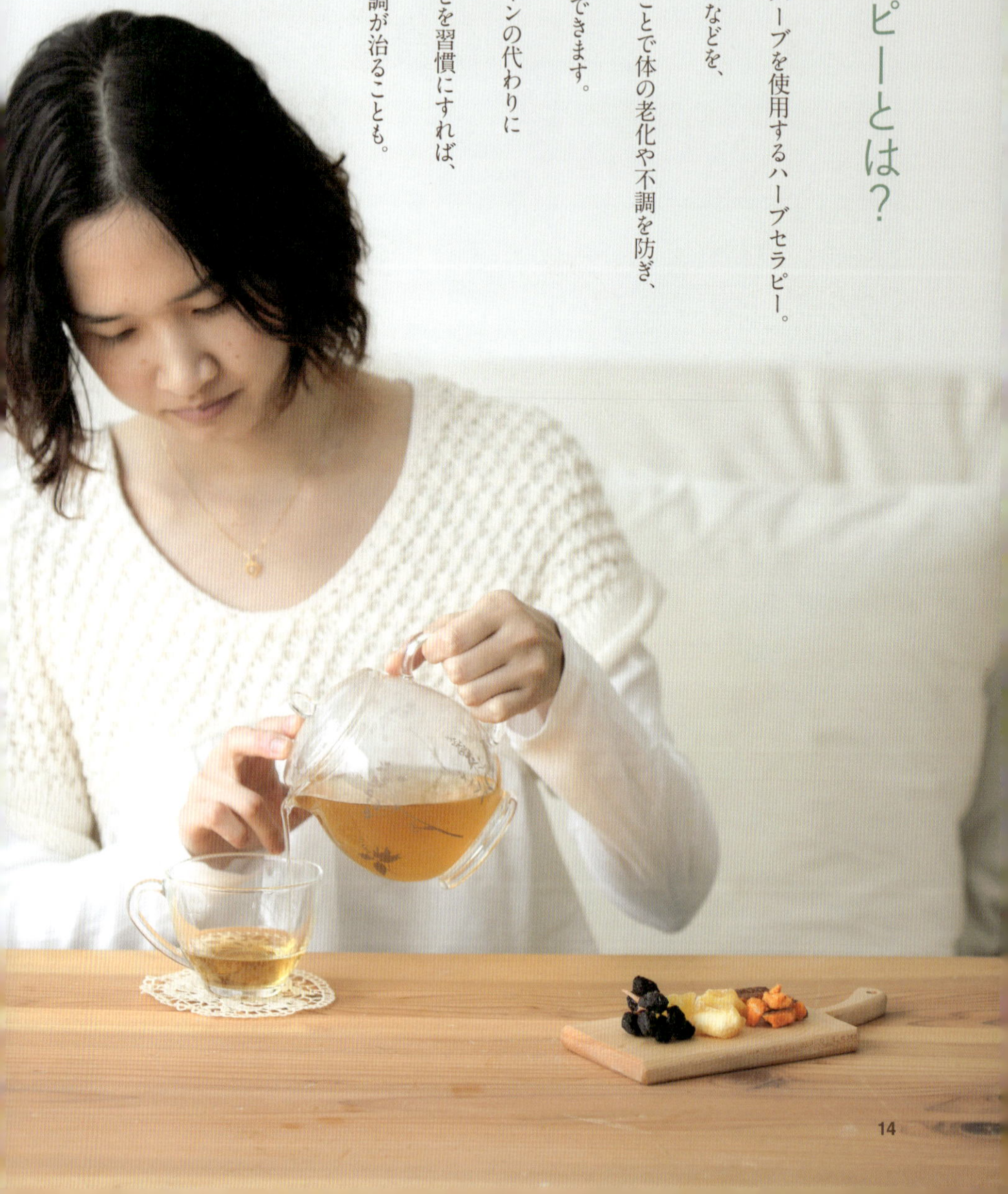

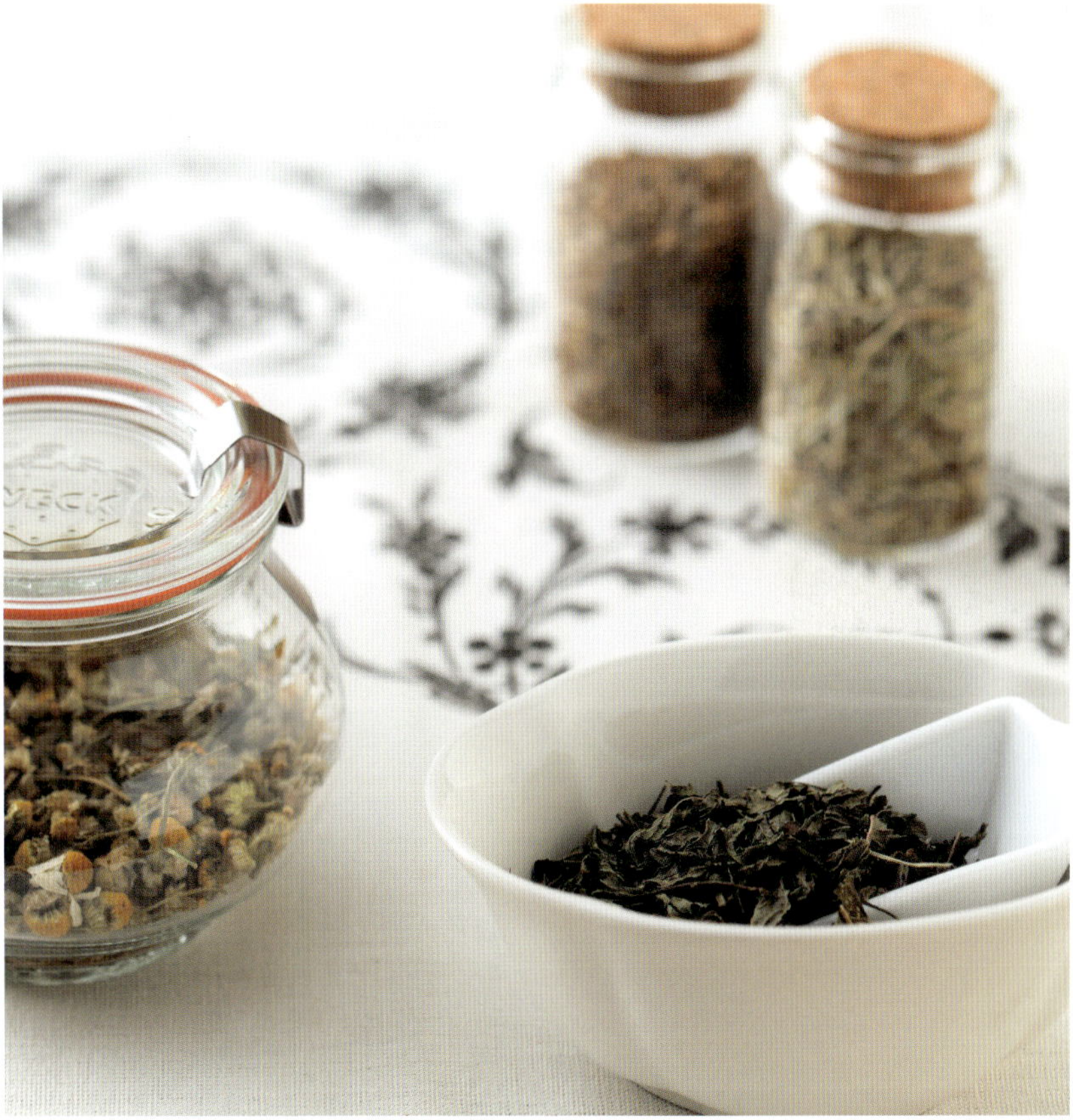

どのハーブにしようか迷ったときは、
カモミールがおすすめ。
「万能ハーブ」といわれるほど、
薬効が高いことで有名です。
精神を安定させる作用に加え
胃の粘膜を修復する作用に優れており、
ストレス性の不調全般に、
効果を発揮してくれます。

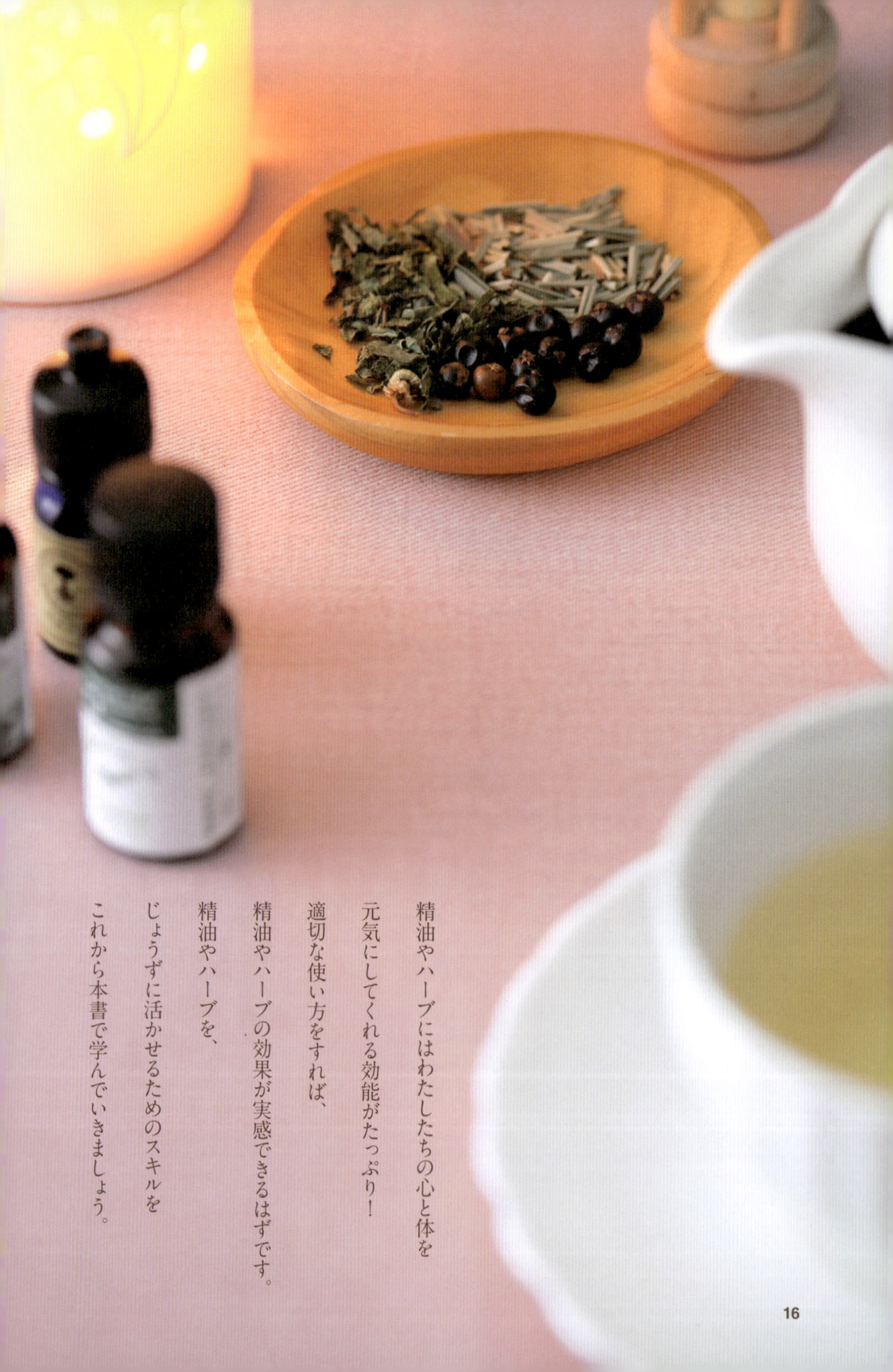

精油やハーブにはわたしたちの心と体を
元気にしてくれる効能がたっぷり！
適切な使い方をすれば、
精油やハーブの効果が実感できるはずです。
精油やハーブを、
じょうずに活かせるためのスキルを
これから本書で学んでいきましょう。

PART 1

アロマセラピー、ハーブセラピーの基本

アロマセラピーやハーブセラピーを始めるうえで、
知っておきたい基本の知識をまとめました。
まずは、精油やハーブの効能や心身に働きかけるメカニズム、
安全な使用方法、入手方法などを知っておきましょう。
また、利用方法についても本章で詳しく説明しますので、
セルフケアを行う際に確認してください。

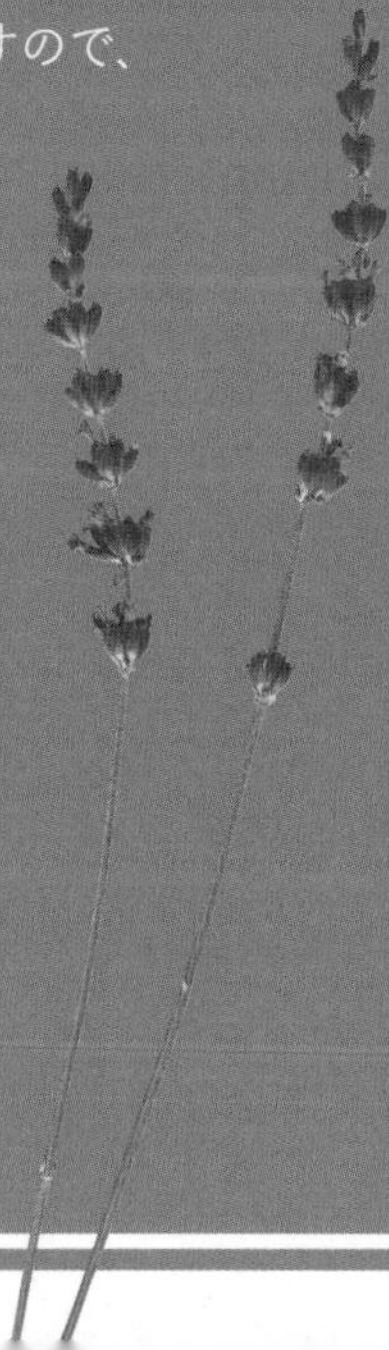

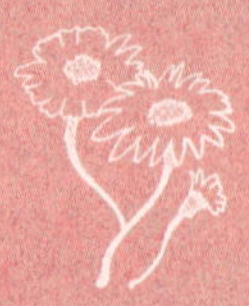

アロマセラピー、ハーブセラピーとは？

アロマセラピーとハーブセラピーの基本知識を学びましょう。

再び見直されるようになった植物のパワー

植物は、はるか昔から世界中で病気の治療や予防、宗教儀式などに使用され、生活に取り入れられてきました。その現代版ともいえるのが、アロマセラピーやハーブセラピー。植物の効能を手軽に実感できることもあり、世界中で実践されています。

そもそも植物にはさまざまな効能があり、医療が発達する前は、植物が治療薬のような役割を果たしてきました。それが19世紀になると、西洋では植物の有効成分を取り出して、薬として治療に使うことに成功。やがて人工的に有効成分を合成できるようにもなり、化学薬品が植物そのものを利用する治療法にとってかわりました。

しかし、20世紀になると化学薬品の副作用が判明したり、病気の治療だけを重視しがちな現代医学のあり方が見直されるようになりました。そこで再び注目されたのが、アロマセラピーやハーブセラピーなどの植物療法。現代医学の欠点や弱点を補うべく、医療現場でも補完代替療法（通常の医療を補ったり、代わりに用いられたりする医療）として、主にヨーロッパで普及しました。自宅でも簡単に行えることと、体だけでなく心を癒す効果があることでも注目されています。

植物の効能を確かめた伝説の神農

中国には「医薬の神」「農業の祖」と呼ばれた神農《しんのう》という神がいたといわれ、身の回りのあらゆる植物を実際に自分で食べてみて、その効能を確認したといわれています。実際に、世界中で自分の体を使った試行錯誤の実験が行われ、植物の効能が明らかになっていったのです。

精油とハーブを生活に取り入れて健康維持を

本書では、心身の不調を改善するのに、アロマセラピーとハーブセラピーの両方を活用したアプローチを紹介しますので、最初にその違いを説明していきましょう。

「アロマセラピー」とは芳香（aroma）療法（therapy）のことで、植物から抽出した精油を使用して行う自然療法を指します。香りをかぐと嗅覚刺激は即座に脳に到達し、不安や緊張を緩和してくれるため、抗ストレス作用が強いのが特徴です。

いっぽう「ハーブセラピー」とは、薬効の高いメディカルハーブを使用した自然療法のことを指し、手軽で代表的な方法としては、ハーブティーが挙げられます。精油と異なり、内服で抗酸化物質を摂取できるのが特徴です。

精油とメディカルハーブに共通しているのは、心に対するリラックス作用があるという点で、精神的ストレスを緩和する働きがあります。さらに体の不調を予防・治療したり、人間がもともともっている自然治癒力を高めたりする効果もあります。「ストレス社会」といわれる現代社会では、心と体を両面からケアすること（ホリスティックケア）が重要視されているため、アロマセラピーやハーブセラピーが注目されているのです。

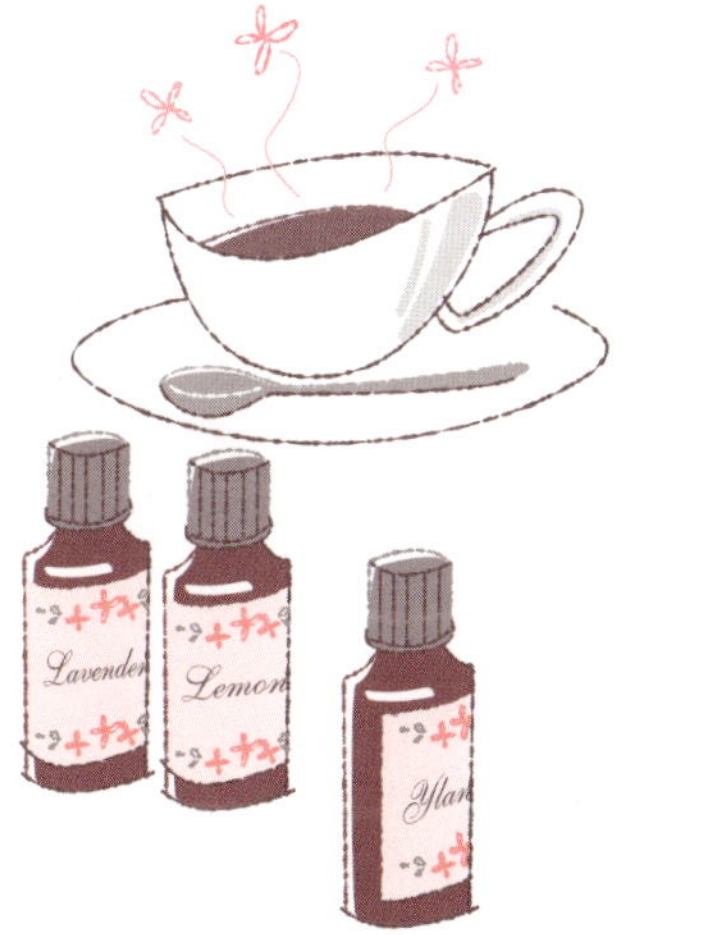

同じ植物でも精油とハーブの効能は違う？

ハーブティーは、植物のすべての成分をそのまま利用しています。いっぽう精油は、芳香成分のみを抽出した液体です。カモミールなど、ハーブティーとしても精油としても流通しているものがありますが、利用している成分が異なるため、効能もまったく同じではありません。ハーブと精油、それぞれの特徴や利用方法などについては次のページから紹介しますので、使い分けましょう。

植物療法の歴史

はるか昔から世界中で活用されてきた植物療法の歴史を紹介します。

数千年前から医療に役立ってきた植物

古代から、さまざまな植物の研究が行われてきました。ローマ時代には、医学者ディオスコリデス（40〜90年）が『マテリア・メディカ（薬物誌）』を発表。各地の６００種類以上の植物を薬理機能上から分類しました。

中世になるとアラビアの医師イブン・シーナ（９８０〜１０３７年）が、植物から精油成分を抽出する水蒸気蒸留法を確立。精油が感染症などの治療にも活用され始めました。のちに著した医学書『医学典範（カノン）』は、後世に至るまで使用されてきました。

植物療法が盛んだった中世。しかし、19世紀には衰退

中世ヨーロッパでは、主に教会や修道院で医療が提供され、教会の薬草園で採れたハーブで治療が行われていました。一方で、医学の街として知られるイタリアのサレルモでは、10世紀末には医科大学が創設されます。16世紀頃からは「ハーバリスト」といわれる人たちが誕生。ニコラス・カルペッパーやジョン・ジェラードといった、植物療法の専門家が活躍しました。しかし19世紀になると、治療の中心は化学薬品にシフト。そのため、伝統的な植物療法は衰退の一途をたどりました。

古代エジプト時代から植物の効能は研究されていた

薬効が認められた植物の記録としてもっとも古いのが、紀元前1700年頃のもの。古代エジプト時代にさかのぼります。パピルスの文書の中には700種類近くのハーブが記録されており、この頃すでにハーブの効能について研究が行われていたことがわかります。

20世紀になり再び発展を遂げたアロマセラピー

1910年頃、フランス人化学者のルネ・モーリス・ガットフォセは実験中の事故で手に大やけどを負いました。しかし、とっさに近くにあったラベンダー精油に手をつけたところ、傷が治癒。それ以後精油の研究に没頭し、1937年に『aromathérapie』を発表しました。のちに各国で翻訳され、精油の効果を広めるきっかけになったのです。「アロマセラピー」という用語を生み出したのもガットフォセで、「アロマの父」といわれています。

それ以降もアロマセラピーの研究は世界中で行われ、発展を遂げます。1970年代にはイタリアのパオロ・ロベスティによって、柑橘系の精油がうつ病や神経症に効果があることが報告されました。

自然療法に再び目が向けられ、日本でも発展が期待される

20世紀になると現代医学の問題点が指摘されるようになり、主にヨーロッパで、植物療法を積極的に取り入れる動きが見られるようになりました。イギリスやドイツ、フランスなどでは医師の資格がないハーバリストも治療をすることが可能で、ちょっとした不調で病院に行くことは少なく、ハーブによる治療が主流です。アロマセラピーも医療機関で積極的に取り入れられ、治療に活用されています。

いっぽう、日本で精油やハーブを治療に用いていたり、使用法を指導してくれる医療機関は、きわめて少ないのが現状です。しかし少しずつ補完代替療法（18ページ参照）として医療や介護現場で広がっており、今後の発展が期待されています。

アロマセラピーが日本で普及したのは？

1985年に日本でアロマセラピーに関する本が翻訳されたことをきっかけに、普及していきました。さらに、阪神淡路大震災が起きたことで香りの癒し効果に注目が集まり、1996年には「日本アロマテラピー協会（現、社団法人日本アロマ環境協会）」が設立。アロマセラピーの普及活動が行われるようになり、メジャーになっていきました。

精油の基礎知識

精油の特性や抽出方法、精油の選び方などの基本を学びましょう。

植物によって抽出部位や効能が異なる精油

アロマセラピーで使用する精油とは、芳香植物から抽出した１００％天然の揮発性オイル。エッセンシャルオイルともいわれます。「油」という字が含まれていますが、油脂ではなく、油によく溶ける性質があります。

約３５００種類あるといわれる芳香植物の中で、精油が含まれているといわれるのは約２００種類。含有している部位は植物によって異なり、その効能もそれぞれ違います。

精油は、植物から抽出される段階で化学変化を起こします。そのため、植物そのものには存在しない有効成分が含有されていることもあり、こうした化学物質である有機化合物が数十から数百種類も結集しているのが精油というわけです。ひとつの精油にさまざまな効能が詰まっているので、精油１本でいろいろな心身の不調に効果を発揮します。ただし、光や熱、酸素などによって香りや色が変化するので、保管する際は注意しましょう。

精油の特徴

1. 芳香性（強い香りがする）
2. 揮発性（空気中で蒸発する）
3. 親油性、または脂溶性（水に溶けにくく、油に溶けやすい）
4. 光や熱、酸素などで香りや色が変化する
5. 有機化合物の集合体で、薬効がある

精油は植物のどこにある？

精油が含まれる部位は植物によって異なり、主に花（カモミール、ラベンダー、ローズなど）、葉（ティートリー、ゼラニウムなど）、果皮（オレンジ・スイートなどの柑橘系）、木部（サンダルウッドなど）、種子（フェンネルなど）などから抽出されます。

植物の「香り」は油細胞に蓄えられている

植物から香りがするのは芳香成分が含まれているからで、植物全体から香っているのではありません。芳香成分は植物の分泌腺で合成され、「油細胞《ゆさいぼう》」という小さな袋に蓄積。その油細胞がある場所は植物によって異なり、精油の抽出部位と関係しています。

植物が芳香成分を含む理由

1. 昆虫や鳥の苦手な香りを出し、自らを防御するため
2. 子孫繁栄のため、香りで昆虫や鳥を引き寄せ、受粉などを援助してもらうため
3. 植物に傷がついた際に修復を促すため
4. 精油を植物のエネルギー源にするため
5. 暑い、寒い、乾燥、湿気など、環境の変化に対応するため

香りによって異なる揮発速度や持続時間

原料の植物によって精油の香りが異なるのはもちろんですが、空気中に蒸発する速度や持続時間も異なります。揮発速度が早い精油はすぐに香りますが、10～30分ほどで香りが消滅。持続時間が長いものでは、2時間～半日ほど香りが持続します。また、イランイランやペパーミントのようにごく少量で強く香るもの、ベルガモットなどのようにほのかに香るものなど、香りの強弱もあります。

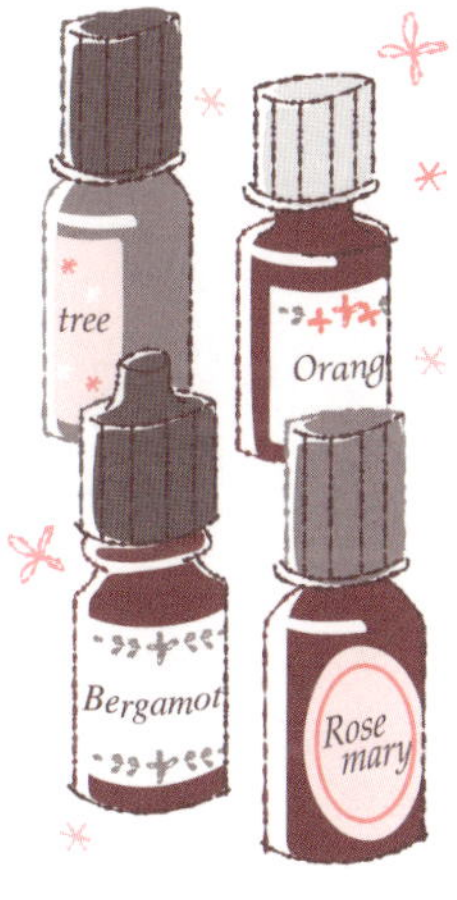

植物の生育環境によって、精油の成分が異なることがある

植物学的に同じ種でも、植物が生育した気候や土壌などによって、抽出される精油の成分が異なることがあり、あまりにもその特性が異なるものは「ケモタイプ（化学種）」と呼ばれて区別されます。タイム、ユーカリ、ティートリー、ローズマリーなどはケモタイプがあり、「ct.」と表記されて市販されています。

精油の多くは水蒸気蒸留法で抽出

精油の抽出方法は、主に5種類。このなかから精油の特徴によって、もっとも適した抽出方法が採用されています。

もっとも一般的な方法は水蒸気蒸留法で、10世紀にイブン・シーナが開発。簡単で安価なこともあり、現在もこの方法が主流となっています。比較的沸点の高い成分も抽出することができ、熱による成分の変化が少ないのも特徴です。しかし、この方法で抽出すると香りや成分が損なわれてしまうデリケートな植物もあり、すべての植物に適しているわけではありません。

方法を簡単に説明しましょう。まずは原料の植物を蒸留釜に入れて蒸します。するとその水蒸気で精油が揮発。その精油を含んだ蒸気を冷却槽で冷やすと液体になり、水に溶けずに浮いた成分が精油です。

また、残った水分にも、水溶性の精油が微量に含まれています。これも「芳香蒸留水」として利用されており、フローラルウォーターやローズウォーターがそれにあたります。

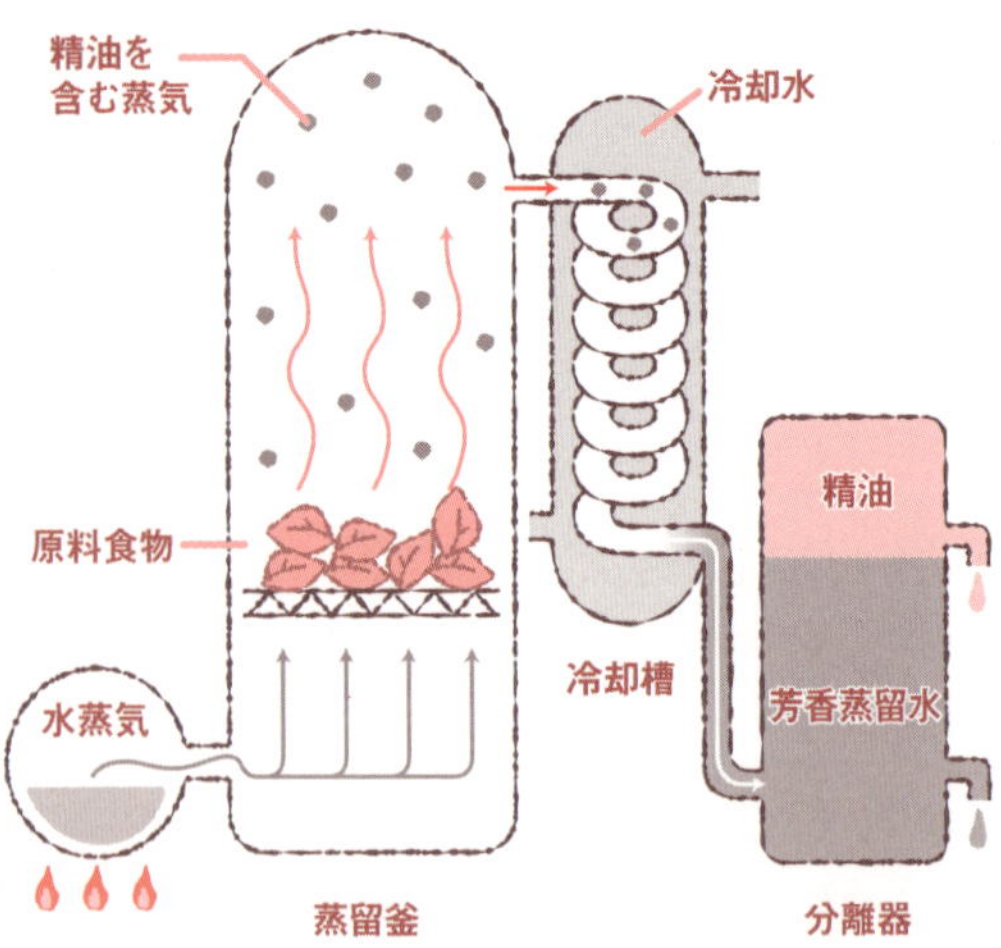

植物の性質によって、精油の値段が違う理由は？

精油の値段は種類によってかなり差がありますが、それは植物によって抽出部位や抽出できる量が違うから。特に花から抽出できる量は少なく、ローズにいたっては2000輪のバラから約1gの精油しか採油できません。花の精油が高価なのもうなずけますね。

圧搾法や揮発性有機溶剤抽出法といった抽出法も

　オレンジやレモンなどの柑橘系は果皮に精油成分が多く含まれるため、果皮を圧搾機で絞って採油する「圧搾法」で精油を抽出します。圧搾法はモノテルペンを多く含む揮発性が強い植物の抽出に最適で、植物そのものに近い香りのまま採油できるのが特徴です。

　そのほか、牛脂や豚脂などの油脂に芳香成分を吸収させて抽出する「油脂吸着法」や、液化ガスを溶剤として瞬時に抽出する「超臨界流体抽出法」、石油エーテルなどの揮発性有機溶剤を使用して精油を抽出する「揮発性有機溶剤抽出法」などの方法があります。これらの方法は、主に熱に弱い花などの精油を抽出する際に採用され、こうして採油した精油を「アブソリュート」と呼びます。

2種類以上を混ぜることで相乗作用を生み出す

　1種類でも多くの作用がある精油。これを2種類以上使用すれば、さらに多くの効能が発揮されます。そのため、ブレンドして使用することが多く、組み合わせによっては互いに効果を高め合うこともあるのです。

　例えばラベンダーはリナロールと酢酸リナリルアセテートという成分を多く含んでいますが、これらはほかの精油とブレンドすることで、作用が強まるといわれています。逆にブレンドをすることで作用が低下することもあり、一般的に6種類以上ブレンドするとよくないとされています。

　香りにも相性があります。心地のよい香りであることは大切なので、やみくもに混ぜればいいというわけではありません。

アブソリュート精油の特徴

　一般的な水蒸気蒸留法や圧搾法で採油できないデリケートな精油を「アブソリュート」といいます（上記参照）。強い香りと作用があり、精油に色がついているのも特徴です。粘度の高いものが多く、希釈して販売されている場合もあります。「Abs.」と記載されている精油がアブソリュートで、ローズやジャスミン、ベンゾイン（安息香）、バニラなどがあります。

精油が心身に作用するメカニズム

精油は主に3つの伝達経路をたどり、心身に働きかけています。

①嗅覚から脳へ

精油の香りをかぐと、芳香成分は鼻腔のいちばん上方にある嗅部に到達します。ここには嗅上皮細胞があり、芳香成分はこの細胞から伸びている神経線維である嗅毛にキャッチされ、その化学的な情報は嗅細胞を刺激して電気的信号（インパルス）に変わります。インパルスは嗅球、嗅索を経て大脳辺縁系の扁桃体や海馬に伝達されます。大脳辺縁系は、不安や緊張などの感情や記憶、睡眠をコントロールする中枢です。そのため、香りをかぐとほっとしたり、昔のことを思い出すなどといったことが起きるのです。

さらに香りの情報は、大脳辺縁系から視床下部に伝達されます。視床下部はホルモン系や自律神経系、免疫系という、体の自動調節をつかさどるコントロールタワーなので、精油をかぐことは、ホルモンや自律神経を介して体にもよい影響を与えることができるというわけです。

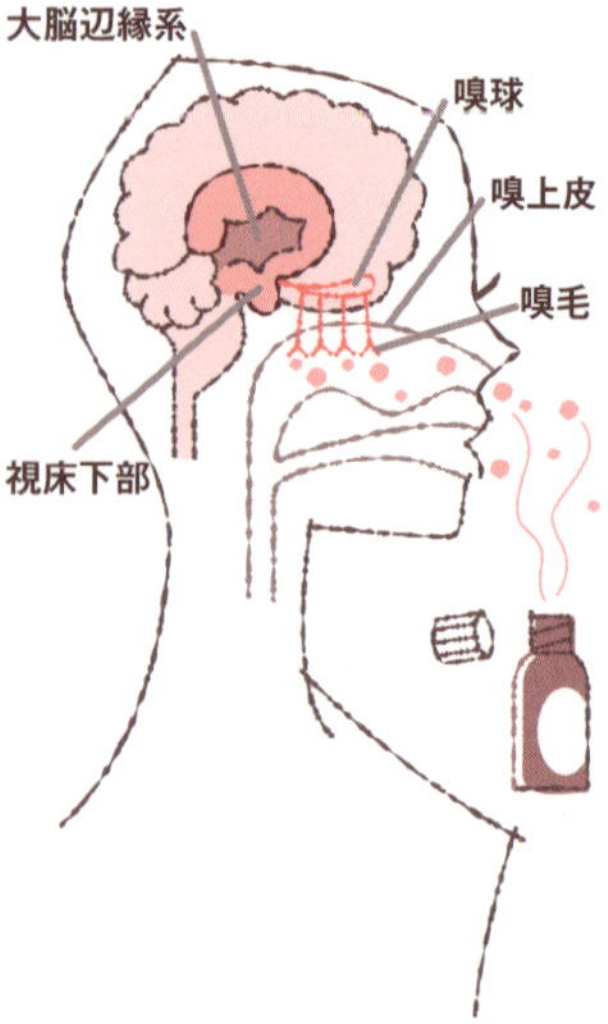

生命の維持に欠かせない嗅覚

香りの刺激が脳に伝わるまでにかかる時間は、わずか0.2秒以下。香りをかぐと一瞬で記憶がよみがえったりするのは、このためです。また、人はその香りが何かを判明する前に、「快・不快」という反応を起こします。つまり嗅覚は、危険を避ける警報装置でもあるのです。

②肺から血液へ

精油を吸入すると、肺のもっとも奥にある肺胞まで到達します。肺胞は毛細血管に囲まれており、血液中の二酸化炭素と空気中の酸素を入れ替える、ガス交換の役目を果たしています。肺胞で精油成分は毛細血管に入り、体内を循環。体内をめぐった精油成分は、再び肺胞から呼気として排出されたり、肝臓で分解され、排泄物や汗、尿の中に排出されていきます。

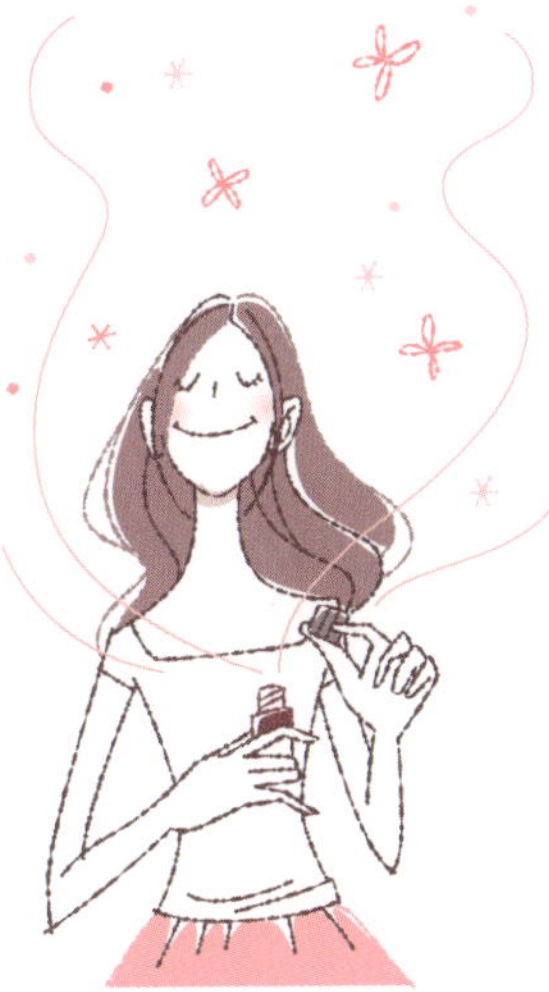

③皮膚から血液へ

皮膚は表面から表皮、真皮、皮下の三構造からできています。表皮には乾燥や細菌などから内部を保護する皮脂膜や角質層がありますが、精油の分子は小さいためにそこを通り抜けることができます。それから真皮にある毛細血管やリンパ管に精油成分が入り、血液やリンパ液に入って体内をめぐり、全身へと運ばれるのです。

精油を含有したトリートメントオイルや化粧水などを使用すると、皮膚から有効成分が吸収されますが、皮膚の全層に精油が浸透するには20～60分程度。また、精油の成分によって吸収される速度が異なります。

皮膚に使用する場合、ほとんどの精油が原液では危険。キャリアオイルなどで希釈して利用しましょう（42ページ参照）。

精油を皮膚に使用するときの、キャリアオイルの役目

精油を原液のまま皮膚に使用すると、刺激が強すぎて炎症などの皮膚トラブルが起こります。そのため、薄めてから皮膚に塗布しますが、その際に希釈剤として使用されるのがキャリアオイルと呼ばれる植物油。精油の成分を体内に「運ぶ＝キャリー」役割を果たしてくれることから、そう呼ばれています。また、植物油そのものにも薬効成分があるため、相乗効果も期待できます。

精油成分の分類作用

精油成分の特徴を知ると、自分の体調に合わせて精油を選べます。

精油はさまざまな成分が混ざり合っており、その成分によって精油の効能をある程度知ることができます。どのような成分があり、どのような効能があるのかは次のとおり。31ページの一覧表も参照してください。

①モノテルペン炭化水素類

ほとんどの精油に含まれており、精油中にもっとも多く存在。効能としては、うっ血除去作用や抗ウイルス作用、抗炎症作用、鎮痛作用などが挙げられます。代表的なものに柑橘系などに含まれるリモネン（うっ血除去作用）、ティートリーなどに含まれるテルピネン（抗ウイルス作用や抗炎症作用）、レモングラスなどに含まれるミルセン（鎮痛作用）があります。無色の流動性液体で香りが弱く、揮発性が高いのが特徴。低温でも酸化しやすいので、冷暗所で保管しましょう。

②セスキテルペン炭化水素類

代表的なものにカモミール・ジャーマンなどに含まれるカマズレン（抗炎症作用、抗アレルギー作用）や、イランイランやラベンダーなどに含まれるカリオフィレン（鎮静作用、鎮痛作用）、ファルネセンやビサボレンなどがあります。

揮発性は低く、香りが強いこともあるので、ブレンドするときは少量にしましょう。

蒸留することで生じるカマズレン

セスキテルペン炭化水素類のカマズレンは、植物中には存在せず、蒸留することで生じます。濃い紺色をしているのも特徴です。薬効が特に高いことで知られており、胃炎の治療薬や目薬、うがい薬など、多くの薬剤や化粧品に含まれている成分です。

③モノテルペンアルコール

アルコール類で効能としては抗菌作用、抗ウイルス作用、抗感染作用、免疫賦活作用、精神高揚作用などがあるとされています。代表的なのはローズなどに含まれるゲラニオール、ラベンダーなどに含まれるリナロール、ティートリーなどに含まれ、抗菌作用が強いテルピネン-4-オール。そのほかシトロネロール、メントールなどがあります。

④セスキテルペンアルコール

アルコール類で抗炎症作用や強壮作用、免疫賦活作用が強く、特定の植物に存在する成分。代表的なものにローズなどに含まれるファルネゾール、カモミール・ジャーマンなどに含まれるビサボロール、サンダルウッドなどに含まれるα-サンタロールがあります。

⑤フェノール類

効能としては、抗菌作用、免疫賦活作用、強壮作用などに優れています。酸性で、皮膚への刺激が強く、大量に使用すると肝臓に障害が出ることもあるので注意。スパイシーな香りのカルバクロール、草のような香りのチモール、イランイランなどに含まれる刺激的な香りのオイゲノールなどが代表的です。

⑥アルデヒド類

強い香りをもち、酸化しやすいのが特徴です。皮膚刺激が強いので、使用するときは注意しましょう。効能としては、中枢神経を安定させる鎮静作用、抗炎症作用、抗真菌作用、血圧降下作用などがあります。代表的なものとして、ネラール、シトロネラール、ゲラニアールなどが挙げられます。

安全で使いやすい、アルコール類を含む精油

アルコール類は主にモノテルペンアルコール、セスキテルペンアルコールの２つに分類されますが、これらはいずれも毒性が低く、くせのない香りをもっています。皮膚に対する刺激が弱いのも特徴で、子どもや高齢者にも比較的安全に使える成分です。ローズやラベンダー、ゼラニウム、ティートリー、ネロリなどの主成分です。

⑦エステル類

効能としては鎮痙作用、鎮静作用、抗真菌作用、抗炎症作用などがあり、肌にも刺激が少ないのが特徴。安心して使用できる成分で、ラベンダーやプチグレンの主成分です。代表的なものに酢酸リナリル、酢酸ゲラニル、酢酸ベンジル、アンゲリックエステルなどが挙げられます。

⑧ケトン類

効能としては粘液溶解作用、鎮痛作用、神経刺激作用などがあり、代表的なものにジャスモン、フェンション、メントン、カンファー、ツヨンなどがあります。神経に対する毒性があるものが多いので、使用するときは少量にとどめ、長期間にわたっての使用は避けるようにしましょう。

⑨オキシド類

代表的なものに1・8-シネオールがあり、ユーカリやローズマリーに含まれている成分。去痰作用や粘液溶解作用、精神高揚作用に優れ、呼吸器の不調によく使用されます。皮膚刺激が起こる場合があるので、使用するときは注意しましょう。そのほか、ビサボロールオキシドやアスカリドールなどがあります。

⑩ラクトン類

圧搾法で採油される柑橘系の精油や、一部のアブソリュートに少量見られる成分。効能としては、粘液溶解作用や神経刺激作用が挙げられます。皮膚に対する刺激性と光感作、また神経に対する毒性があります。代表的なものにアラントラクトン、フタリド、クマリン、ベルガプテンなどがあります。

強力な光感作をもつ「ベルガプテン」

ベルガモットの精油には、ラクトン類の一種である「ベルガプテン」が含まれています。これは、少量でも強い光感作があるといわれています。肌に高濃度で使用して日光に当たると、強い日焼け（やけど）のようになってしまい、シミになることもあるので注意が必要です。最近はベルガプテンを取り除いたベルガモットの精油も販売されています。

成分分類／主な芳香成分	主な作用	多く含む精油
①モノテルペン炭化水素類 リモネン、テルピネン、カンフェン、ピネン、ミルセン	うっ血除去、抗菌、抗ウイルス、鎮痛、抗炎症	柑橘系、ローズマリー、サイプレス、ティートリー、フランキンセンス
②セスキテルペン炭化水素類 カマズレン、カリオフィレン、ファルネセン、ビサボレン	抗炎症、抗アレルギー、鎮静、鎮痛、鎮痙	カモミール・ジャーマン、ジュニパー、ブラックペッパー
③モノテルペンアルコール ゲラニオール、リナロール、テルピネン-4-オール	抗菌、抗ウイルス、免疫賦活、抗感染、精神高揚	ラベンダー、ティートリー、ネロリ、ペパーミント、ローズ、ゼラニウム
④セスキテルペンアルコール ファルネゾール、ビサボロール、α-サンタロール	抗炎症、強壮、免疫賦活、抗アレルギー	カモミール・ジャーマン、サンダルウッド、ネロリ
⑤フェノール類 カルバクロール、オイゲノール、チモール	抗菌、免疫賦活、強壮	イランイラン、フェンネル、ローズ
⑥アルデヒド類 シトラール、シトロネラール、ゲラニアール	鎮静、抗炎症、抗真菌、血圧降下	レモングラス、レモンバーム
⑦エステル類 酢酸リナリル、酢酸ゲラニル、酢酸ベンジル	鎮痙、鎮静、抗真菌、抗炎症、抗ウイルス	ラベンダー、プチグレン、クラリセージ、ジャスミン、カモミール・ローマン
⑧ケトン類 ジャスモン、フェンション、メントン、カンファー、ツヨン	鎮痛、鎮静、消化、粘液溶解	カモミール・ローマン、ペパーミント、ローズマリー、ジャスミン
⑨オキシド類 1.8-シネオール、ビサボロールオキシド、アスカリドール	去痰、粘液溶解、精神高揚	ユーカリ、ローズマリー
⑩ラクトン類 アラントラクトン、フタリド、クマリン、ベルガプテン	粘液溶解、神経刺激	ベルガモット

ハーブの基礎知識

精油に比べて作用が穏やかなハーブ。使用しやすいのが特徴です。

安心して使用できるハーブ。まずは手軽なハーブティーを

抽出された植物の有効成分を利用する精油と比べ、植物そのものを利用するハーブは作用が穏やかで安全性が高く、手軽に食べたり飲んだりできます。

なかでもいちばん一般的なのがハーブティー。お湯を注ぐことで溶け出したポリフェノールや抗酸化ビタミンといった水溶性の有効成分を、消化器官を通じて摂取する方法です。そのほか、そのまま料理に使用したり、スパイスや香辛料、ハーブ酒など、さまざまな方法でハーブは使用されています。

日々の健康に役立つ体の酸化を防ぐ成分が豊富

ストレスにはさまざまな種類がありますが（１０８ページ参照）、人間はどんなストレスにさらされた場合でも、体内で活性酸素に代表される「フリーラジカル」という生理活性物質が増加します。フリーラジカルは、細菌とたたかったり、老化した細胞を取り除いたりするのに必要なものですが、体の構成成分を酸化させるので、「体をさびつかせる元」にもなります。コレステロールを悪玉化させたり、血栓をできやすくしたり、動脈硬化を促進させたりと、増えすぎると命にかかわる

ハーブセラピーと漢方の違い

中国の伝統医学である漢方は、方剤といって5～20種類くらいの生薬を配合したものを用いるのが一般的。薬草のパワーが凝縮された、煎じ薬やエキス剤を服用します。それに比べ、ハーブそのものを使用するハーブセラピーは、素朴な治療法といえます。

病気にも関連する危険な存在なのです。

フリーラジカルの活性化を抑制する抗酸化ビタミンといわれるビタミンC、E、カロテノイドは、緑黄色野菜や果物に豊富ですが、これらの成分はハーブにも含まれています。

さらに、注目したいのがポリフェノール。赤ワインに豊富に含まれることで有名ですが、ハーブにも豊富に含まれます。ポリフェノールも抗酸化作用に優れており、体の酸化を予防する効果があります。つまり、ハーブには細胞の老化を防いでくれる成分が豊富に含まれているため、毎日摂取すれば、自然治癒力が高まり、健康な体作りができるのです。

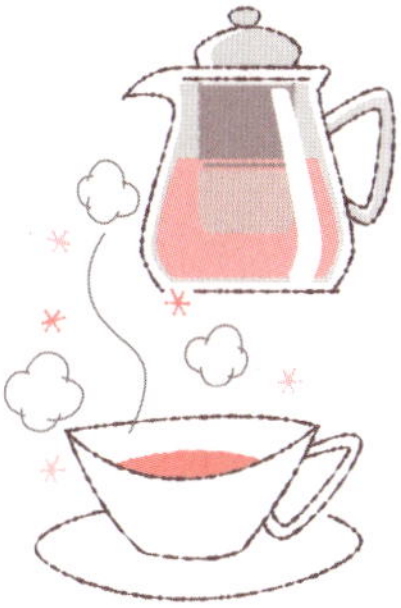

香りを楽しめば アロマセラピーの効果も

ハーブティーには微量ではありますが、精油成分も含まれているため、心地のよい香りがします。ハーブティーを飲むときは、まずは香りをゆっくりかぎましょう。アロマセラピーと同様に嗅覚からの効能も得られ、リラックス効果が高まります。

ハーブの効能

1. 抗酸化ビタミンやポリフェノールを豊富に含んでおり、フリーラジカルの活性を阻止する。
2. フラボノイドやアルカノイド、食物繊維などが豊富。
3. 精油成分を含み、アロマセラピー効果を発揮。ストレスの軽減に役立つ。
4. 料理に用いると、風味がアップする

「ハーブ」の定義とは？

そもそもハーブとは、植物学的には「冬に地上部の枯れる草本植物」を指していましたが、一般的には針葉樹や広葉樹も含まれています。なかでも精油やフラボノイド、ポリフェノールなど、有効成分が豊富に含有されたものを心身の不調に有効な「メディカルハーブ」と呼んでいます。本書に「ハーブ」として登場するのは、メディカルハーブのことを指しています。

入手方法・取り扱い方

効果的なセルフケアを行うため、品質のよい精油とハーブを選びましょう。

精油

合成のアロマオイルに注意！専門店で購入するのが安心

セルフケアの効果を高めるには、品質のよい精油選びが重要です。合成香料が含まれているものは皮膚の炎症を起こしたり、効果が低かったりするので、アロマセラピーには不向き。必ず１００％天然素材の精油を購入しましょう。精油は専門スタッフがいる専門店で購入するほうが安心。作用やおすすめの使い方など、不明な点をたずねてみるとよいでしょう。

購入するときにCHECKすること

- □ 100%天然成分かどうか？
- □ 原料の品名や学名、抽出部位、抽出方法、栽培方法、原産国などが記載されている？
- □ 信頼できるメーカーのものか？
- □ ラベルにロットナンバーや品質保持期間が書かれているか？
- □ 成分分析表が添付されているか？

〔保管方法〕

精油の品質を保持するためには直射日光が当たらない、高温にならない場所に保管しましょう。空気に触れると劣化しやすいので、きちんとふたを閉めることも忘れずに。

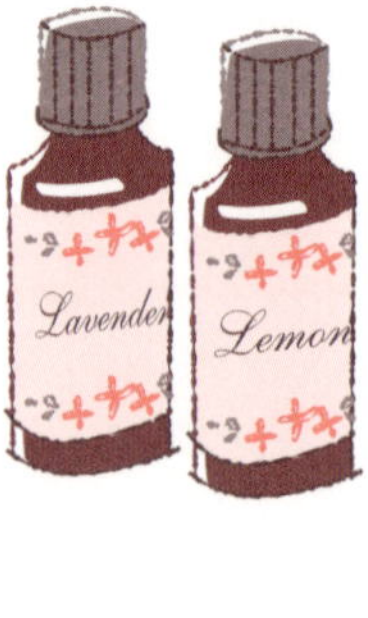

ハーブ

ドライハーブも専門店で購入すると安心

ドライハーブはポプリやクラフトとして使用されることもあるため、雑貨として販売されている場合があります。なかには香りづけされているものもあるので、専門店で購入するのが安心です。また、ハーブティーはティーバッグとしても販売されています。便利ですが、効果も風味も落ちます。

フレッシュハーブは食品として販売されているものを購入してもよいですし、自分で育てる方法もあります。その場合は種か苗を園芸店で購入しますが、なかにはメディカルハーブとしては用いない観賞用の品種もあります。購入時に確認しましょう。

〔保管方法〕

ドライハーブは密閉容器に入れて、直射日光の当たらない場所に保管しましょう。半年くらいで使い切ったほうが安心です。また、フレッシュハーブは水分を含ませたキッチンペーパーなどで包み、冷蔵庫で保管し早めに使い切りましょう。

購入するときにCHECKすること

- □ **ハーブティー用のハーブかどうか？**
  雑貨として販売されているものはNG。オーガニック栽培されたものであれば、さらに安心です。
- □ **新鮮なものか？**
  フレッシュハーブはみずみずしく、色が鮮やかなものを選びましょう。
- □ **使用部位は？**
  同じハーブでも使用される部位によって効能の差が出ることがあります。
- □ **原料の品名や学名、栽培方法、原産国などが記載されている？**
  上記のような、必要な情報が書かれているものを選びましょう。

安全のために注意したいこと

使い方を間違えば、体に悪影響が出てしまうこともあります。

種類によって注意事項が異なるので、事前に確認を

植物の有効成分が凝縮されている精油。天然素材＝安全と思いがちですが、使い方を間違えると皮膚炎を起こしたり、体に害が出たりすることもあります。次の注意事項を参考に、正しく使用しましょう。いっぽう作用が穏やかなハーブは、赤ちゃんから年配の方まで、比較的安心して使用できます。しかしハーブも精油と同様で、種類によっては大量に摂取しないほうがよいものや、体調によっては控えたほうがよいものもあります。使用前には、注意事項の確認をしましょう。

1 使用量を守る

精油は「使用量が多ければそれだけ効き目がある」というものではありません。逆に香りが強いと頭が痛くなったり、気分が悪くなったり、肌に原液で使用した場合は炎症が起こったりすることもあるので、使用量には注意しましょう。また、強い香りに慣れてしまうと香りを感じにくくなってしまいます。最初はなるべく使用量を少なめにして。

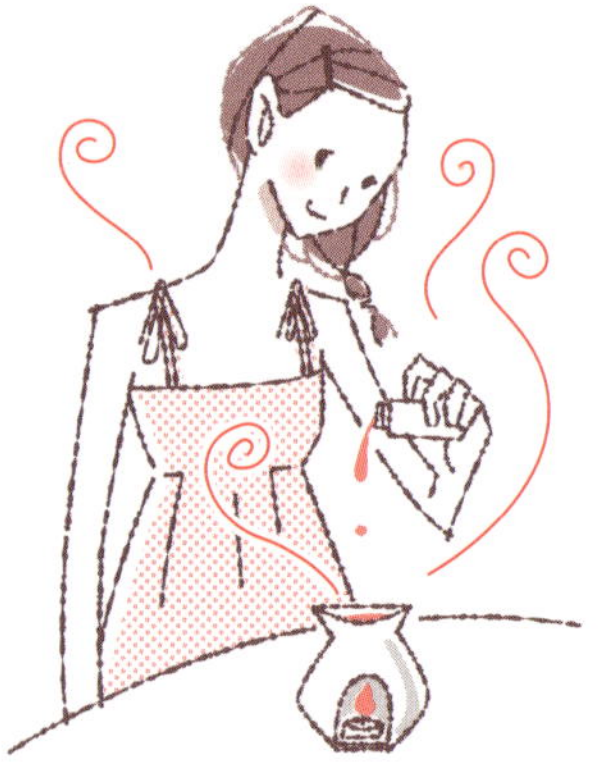

ハーブも種類によっては大量摂取を避けたほうがよいものもあるので、事前に確認しましょう。

2 精油は内服しない

フランスなどでは、医師の指導のもと、精油を服用して使用する場合もあります。適量であれば服用しても問題がない精油があるのは事実ですが、日本では服用がすすめられていません。場合によっては肝臓や腎臓に障害が出る可能性もあるので、服用するのは絶対にやめましょう。また、子どもが誤って精油を口にしてしまわないように、保管場所にも気を付けてください。

3 精油を皮膚に使用するときは事前にパッチテストを

人によっては精油で皮膚炎が起こることがあるので、精油を使用する前にパッチテストを行い、皮膚の反応を確認すると安心です。特に敏感肌の人は、必ず行ってください。パッチテスト中に異常を感じた場合は、すぐに洗い流して。特定の精油が使用できないからといってすべてにかぶれるわけではないので、ほかの精油で再度試してみましょう。

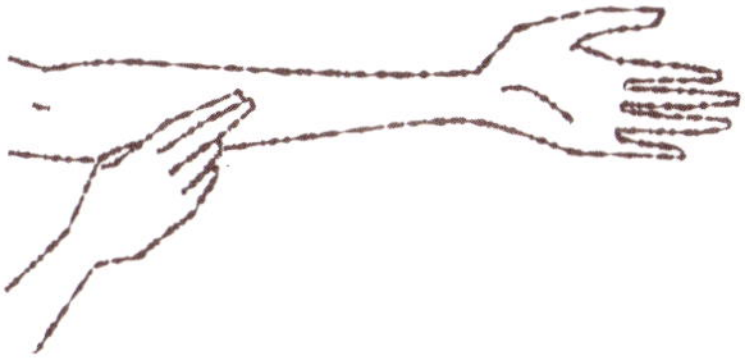

〔パッチテストの方法〕

キャリアオイルに精油を加えて1%濃度のオイルを作り（42ページ参照）、それを腕の内側に塗ります（直径1cm程度）。24〜48時間ようすをみて、かゆみや発疹などの異常がなければ問題ありません。

4 光感作のある精油は外出前の使用を避ける

アロマバスやアロマトリートメント後など、皮膚に精油が残っている状態で強い紫外線を浴びると、しみの原因になります。代表的なのは、ベルガモット、グレープフルーツ、レモンなどで、主に柑橘系の精油に多くみられます。これらを皮膚に使用して、日中に出かけるのは避けてください。

5 使用期限を守る

精油にも使用期限があります。びんに表記されているので、確認しましょう。また、精油は酸化すると品質が劣化してしまいます。柑橘系の精油は半年、それ以外のものは1年を目安に、開封後はなるべく早く使い切りましょう。

また、ハーブも賞味期限があるのでチェックを。たまにしか飲まないハーブは、少量ずつ購入したほうがよいでしょう。

6 持病のある人や、妊婦さんが使用するときは要注意

精油の種類によっては、乳幼児やてんかんなどの持病をもつ人は使用を避けたほうがよいものもあります。事前によく確認してから使用しましょう。また、妊娠中は大量には使用しないほうがよい精油やハーブもあるので、よく見極めて（141ページ参照）。安全なものでもにおいに敏感な時期であれば、使用量を減らしたほうがよいでしょう。

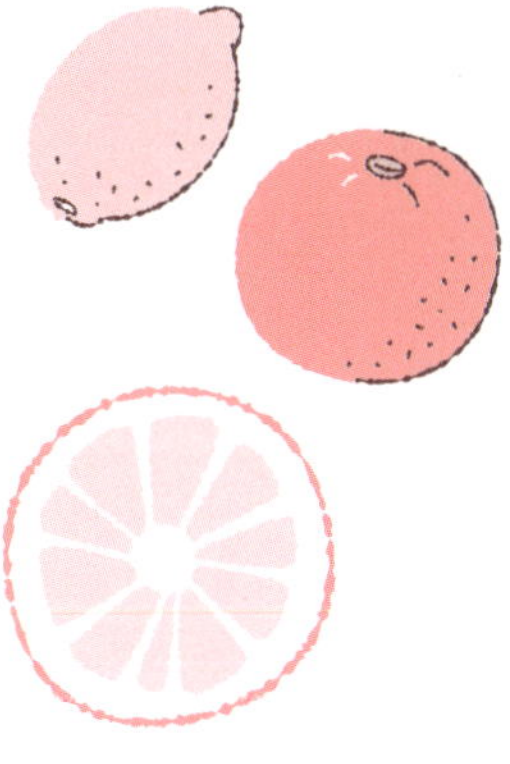

精油とハーブの利用方法

さまざまな方法で精油とハーブを楽しみ、セルフケアに役立てましょう。

症状や精油の特性に合った方法で、より効果的に行える

アロマセラピーは、専用の器具がなくてもティッシュに落としたり、お風呂に入れたりと、手軽にさまざまな楽しみ方ができます。ただし、精油をどのように使用するかで、その効果は異なるので、目的に合った方法で行いましょう。

また、ハーブ＝ハーブティーというイメージですが、アロマバスなどにも使用できます。もちろん料理にも活躍しますし、濃縮製剤で摂取する方法もあるので、どんどん取り入れていきましょう。

吸入

香りの嗅覚刺激を利用

ハンカチやティッシュなどに精油を１～２滴落としてかぐ方法。強い香りを短時間かいで、シャキッとしたいときにおすすめです。精油のびんから直接かいでもかまいませんが、刺激が強いので、びんを鼻に近づけてかぐのはNG。ふたを取ったびんを胸のあたりで持って少し離してかぐか、鼻の下でふたについた香りを振ってかぐようにしましょう。

蒸気吸入

蒸気とともに、精油成分を吸入する方法。洗面器などに熱めのお湯を張り、精油を１～２滴落とし、蒸気を吸い込みます。蒸気が逃げないように、頭からバスタオルをかぶるとよいでしょう。精油成分が肺から吸収されるだけでなく、蒸気が呼吸器粘膜に潤いを与えます。風邪や花粉症のケアに。

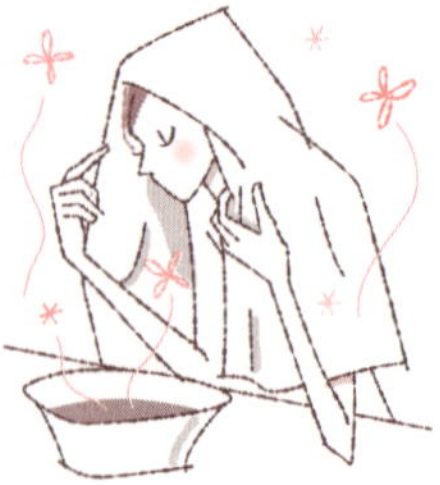

◆注意点

- せきがひどい場合は、悪化する可能性があるので避けましょう。
- やけどをしないように、よく注意してください。

芳香浴

部屋に精油成分を拡散してリラックス

いちばん一般的なアロマセラピーの方法。アロマポットなどを使用して、精油の有効成分を拡散させます。6～8畳の部屋で使用する場合、精油4～5滴が適量です。お湯を張ったマグカップなどに、精油を落としてもよいでしょう。

芳香浴をすると、38ページの吸入と同様に、芳香成分が嗅覚刺激を介して脳に働きかけ、リラックス効果をもたらします。殺菌作用、抗ウイルス作用のある精油を使用すれば空気を浄化するのに役立ち、風邪の予防などにも効果があります。

◇注意点

1日に使用する精油の量はなるべく少なめにし、穏やかな香りで行いましょう。定期的に換気をすることを忘れずに。

マグカップ

マグカップや小皿などにぬるま湯を張り、精油を1～2滴落とす手軽な方法。仕事中にもおすすめです。香りが弱まってきたら精油を1滴足しましょう。また、マグカップで行う場合、ほかの人が誤って飲んでしまわないように注意して。

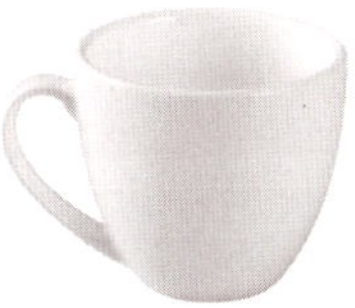

オイルウォーマー

受け皿に水を7～8分目まで入れて精油を落とし、キャンドルに火を灯します。キャンドルのやさしい明かりにも、リラックス効果があります。ただし、香りはあまり長続きしません。精油に引火する可能性があるので、びんをそばに置かないこと。

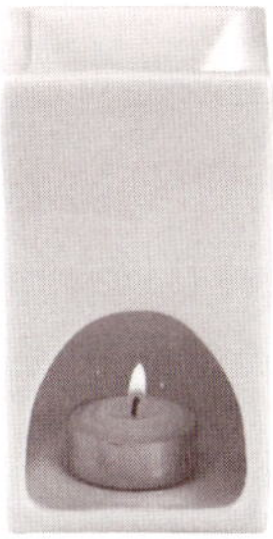

ディフューザー

ディフューザーの中に精油を落とし、スイッチを入れます。電動式のエアポンプによる空気圧や超音波で、芳香成分の微粒子を拡散。そのため、拡散する力が強く、ショップや病院の待合室などの広い空間でよく使用されます。

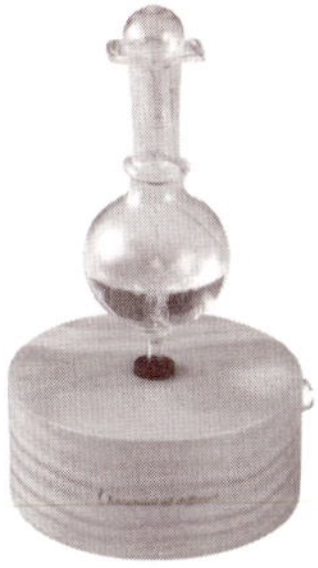

アロマランプ

電球の熱で精油を温め、香りを拡散させる方法。受け皿に水と精油を落として、スイッチを入れればよいだけです。火を使用しないので、小さい子どもやペットがいるご家庭にもおすすめ。ルームライトやフットライト代わりにも。

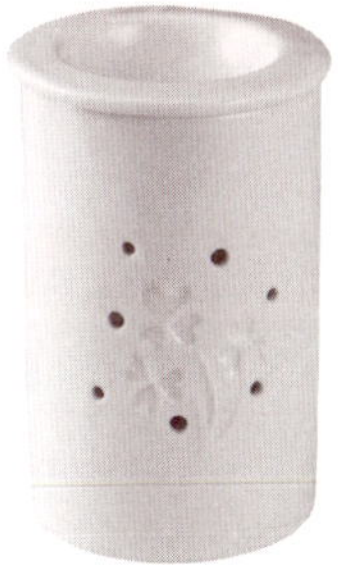

アロマバス

心と体の緊張をほぐし、一日の疲れを解消

精油やハーブの抽出液を浴槽に入れて入浴する方法。香りを楽しみながらゆっくり湯ぶねにつかれば、心身の緊張がほぐれて、血行が促進されます。体の疲れをとるだけでなく、精神的ストレスの緩和にも効果があります。また、濃度が薄いので効果としては少ないですが、皮膚からも精油成分が吸収されます。体の部分的なケアをするときは全身浴より希釈濃度が高く、直接患部を温める部分浴のほうが効果的。例えば肩こりには手浴、足のむくみには足浴、痔や月経のトラブルには座浴といったように、症状によって方法を変えるとよいでしょう。

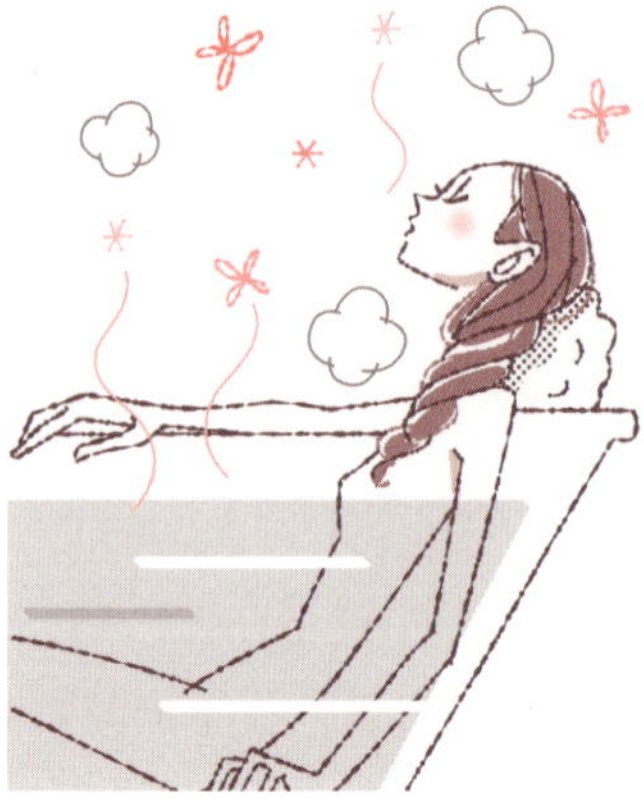

精油を使用する方法

浴槽にお湯を張り、精油を3〜5滴落としてよく混ぜ、入浴します。ぬるめのお湯にゆったりつかるほうが、リラックス効果がアップ。香りを感じながら、ゆったりした気分で入浴しましょう。

point

蒸気で強く香るので、精油は入れすぎないように。精油は水に混ざりにくいので事前に塩やはちみつ、牛乳、生クリームなどに混ぜてから使用するのがおすすめです。また、揮発しやすいので精油は入浴直前に入れ、時間がたってしまったら精油を足して。

ハーブを使用する場合

たっぷりのドライハーブを鍋で濃く煮出し、こした抽出液を浴槽に入れて入浴します。ハーブティーの二煎茶を煮出して使用するのも、よい方法です。

point

ドライハーブやフレッシュハーブを直接浴槽に入れる方法もあります。香りは楽しめますが、有効成分はほとんど出ないので、濃く煮出した抽出液を使用したほうが効果的です。ハーブの種類によってはあくが浴槽に付着することがあるので、入浴後はすぐに洗い流しましょう。

足浴の方法

バケツか深めの洗面器に40度程度のお湯を張り、精油を1〜2滴ほど落としてよく混ぜ、足首のあたりまで10〜15分程度つけます。ぬるくなったらお湯を足して。足のむくみや筋肉痛、冷え性改善に効果を発揮します。

手浴の方法

洗面器か洗面台のシンクに40度程度のお湯を張り、精油を1〜2滴ほど落としてよく混ぜ、両手(手首の上あたりまで)を10〜15分程度つけます。ぬるくなったらお湯を足しましょう。肩こりや冷え性などのケアに。

湿布

部分的な不快症状を和らげるのに最適

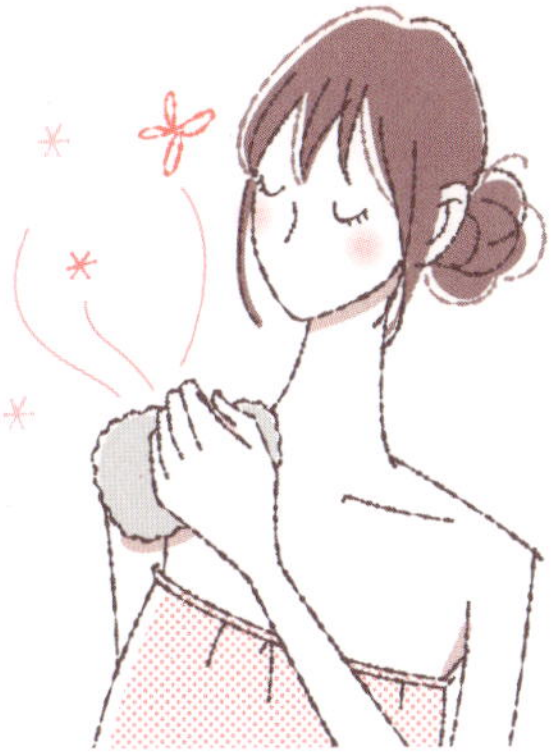

洗面器などに張ったお湯か水に精油やハーブの抽出液を入れ、そこにタオルかガーゼを浸して染み込ませ、患部に当てる方法です。眼精疲労や肩こり、腰痛、ねんざ、月経痛など、部分的な不快症状を和らげるのに適しています。

冷たい水を使用した冷湿布は運動後のクールダウンや爽快感を得たいとき、お湯を使用した温湿布は血行を促進させて痛みを暖和したいときに。皮膚刺激の少ない精油で行いましょう。

方法

洗面器などにお湯か水を張り、精油を1～2滴、またはハーブの抽出液を入れる。そこに清潔なタオルかガーゼを浸して染み込ませ、十分にしぼって患部に当てる。

◇注意点

精油を使用する際は、事前にパッチテストを（37ページ参照）。また、目に当てる際は必ず目を閉じて行ってください。

塗布

患部に塗って皮膚から有効成分を吸収

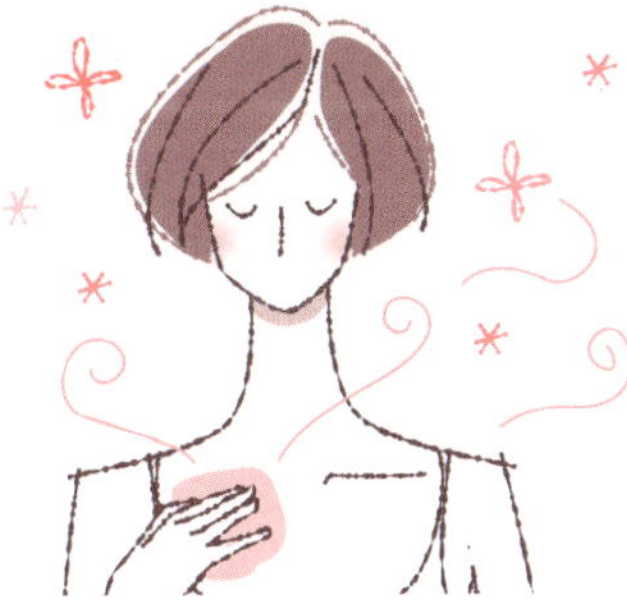

キャリアオイル（植物油）や、溶かしたシアバター、みつろうなどに精油を加え、患部に塗布する方法。香りでリラックスできるとともに、皮膚からも精油成分を吸収することができます。皮膚に炎症があるときや、のどの痛みなどの呼吸器疾患があるときに役立つケア。保存容器に入れれば持ち歩けて、外出先でも使えます。

方法

キャリアオイルに精油を混ぜて、1～2％のオイルを作る（42ページ参照）。キャリアオイルの代わりにシアバターかみつろうを使用すると、保湿効果が高まります。

◇注意点

キャリアオイルは肌の状態に合ったものを選びましょう。精油は揮発するので、作りおきせずそのつど作って。

アロマトリートメント

精油成分が皮膚に浸透。心身の緊張もほぐす

キャリアオイルに精油を混ぜたオイルを使用したマッサージのこと。通常のマッサージ効果に加え、精油の香りによるリラックス効果と、精油とキャリアオイルの成分が皮膚から浸透する効果が期待できます。心身ともにリラックスできるトリートメントは、自らの体に行うのはもちろん、他者に行ってあげるのもおすすめ。パートナーや家族と、コミュニケーションの一環として行うとよいでしょう。

トリートメントは体調の悪いときや皮膚に疾患があるときは避けます。ベストタイミングは、血行がよくなっているお風呂あがり。精油成分が皮膚に浸透しやすい状態です。トリートメント後は精油成分を浸透させるためにも洗い流さないようにしましょう。気になる場合は、タオルで軽くふく程度にとどめて。

❖精油の希釈濃度について

精油は原液のまま肌に使用すると危険なので、キャリアオイルなどで薄めて使用します。キャリアオイルに対する精油の濃度を「希釈濃度」といいますが、セルフケアで使用する場合は1～2%が目安。精油の量が多いと肌に炎症が起きたりすることもあるので、必ず量を守りましょう。

精油の滴数の計算方法

①希釈濃度1%のトリートメントオイルを30mℓ作るときの、精油のmℓ数を算出

30mℓ×0.01=0.3mℓ

②精油1滴は約0.05mℓなので

0.3mℓ÷0.05=6滴

上記のとおりに計算し、精油の量を計算しましょう。ただし、顔や敏感な部分へ塗布するときは、0.5%程度の濃度になるように調節を。

1%のオイルを作るときの目安

キャリアオイルの量	精油の量
5mℓ	1滴
10mℓ	2滴
20mℓ	4滴
30mℓ	6滴

上記は目安です。希釈濃度を厳密に計算すると、目安のキャリアオイルの量から精油の量（滴数×0.05mℓ）を差し引いて、使用するキャリアオイルを計算する必要があります。

基本のトリートメントオイルの作り方

容器にキャリアオイルと精油を入れ、よく混ぜる。このとき、希釈濃度が1～2%程度になるように（上記参照）キャリアオイルと精油の量を計算する。顔など、敏感な場所に使用するときは、濃度を薄めにすること。できるだけ作りおきはせず、そのつど作りましょう。

◆注意点

保存する場合は遮光びんに入れて、1ヶ月以内に使い切って。

〔基本のテクニック〕

まずトリートメントオイルを手に取ったら、手のひらを温めるように、なじませます。それから目的の部位に塗り、リンパ液の流れにそって末梢から中枢へやさしくトリートメントしましょう。トリートメントは、「心地よい」と感じることがいちばん重要です。

４つの基本テクニックを下記に紹介しますがそれにこだわりすぎず、やさしくタッチしたり、さすったりするだけでも十分に効果があります。強さや回数も自分の好みで行いましょう。

なでさする

もっとも一般的な方法で、リンパ液が流れる末梢から中枢に向かって、手を滑らせるようにやさしくさすります。体の硬直をゆるめて血行を促進し、高いリラックス効果も得られます。

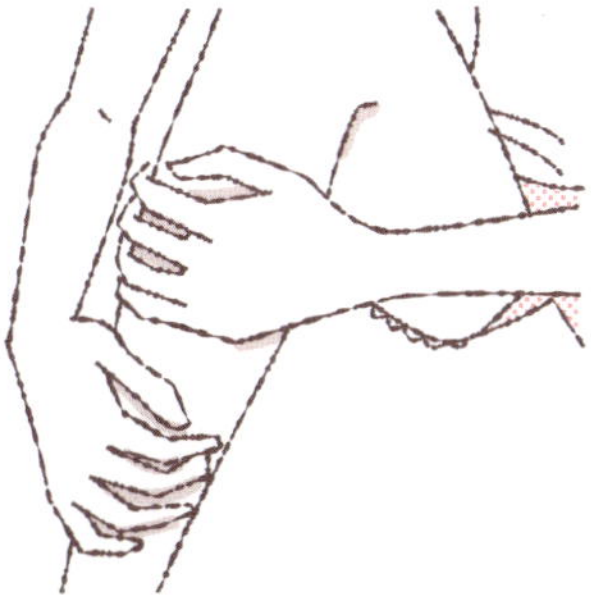

もむ

手のひらや指で圧力をかけながら、もんでいきます。筋肉のこわばりを和らげて、新陳代謝を促す効果も。ゆっくり行うことで、リラックス効果が高まるでしょう。

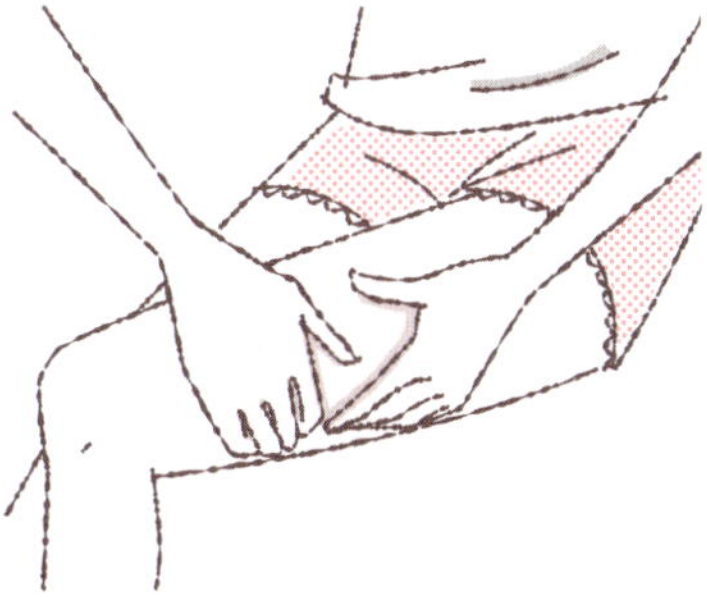

押す

手のひらや指を使って、軽く圧力をかけながら押していきます。体の深部に働きかけ、神経痛を和らげたり、こりを鎮める効果もあります。

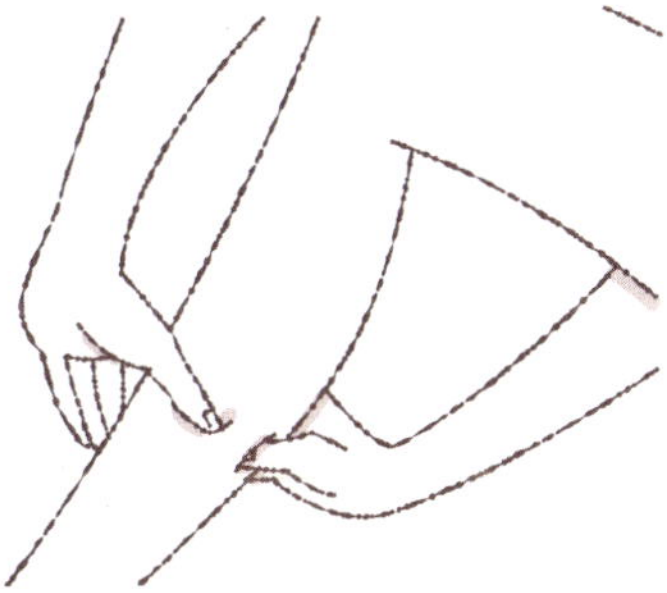

たたく

手や指、こぶしで、リズミカルにたたきます。その継続的な刺激が神経痛を緩和したり、筋肉の血液循環をよくしてくれます。強弱をつけて、一定のリズムでたたきましょう。

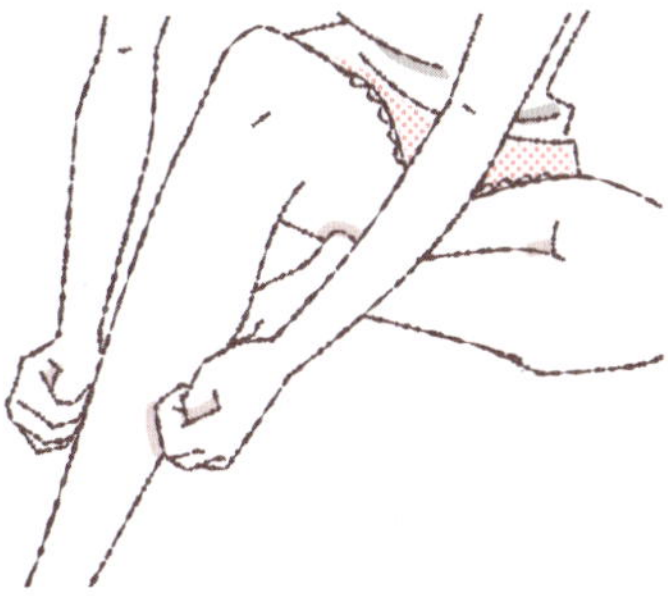

ハーブティー

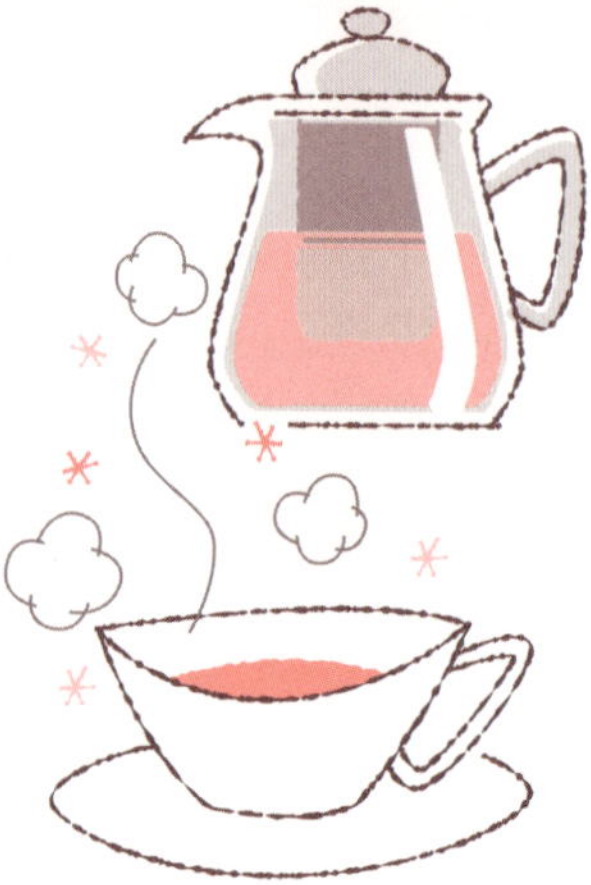

飲むのはもちろん、うがいにも使用して

ハーブの成分をもっとも手軽に摂取できるハーブティー。２～３種類をブレンドするのもおすすめです。1日に飲む量の目安は、急な風邪などの症状緩和を目的とするときは１日４～５杯、冷え性などの慢性的なトラブルの症状緩和や体調管理を目的とするときは、１日に１～２杯を継続的に飲むとよいでしょう。

また、飲むだけではなく、冷ましてうがいに用いることも。例えばカモミール・ジャーマンは口内炎や風邪によるのどの痛みにも効果的です。ハーブティーの場合、通常は一煎目しかいれませんが、うがい用には二煎目を使用するとよいでしょう。

ドライハーブを使ったティーのいれ方

用意するもの（１人分）

ドライハーブ‥２～3g
（指３本でつまむ程度）
熱湯 ‥‥‥‥‥200cc
ポット
カップ
茶こし

＊小鍋で湯をわかし、煮立ったら火を止めてハーブを入れる方法もあります。この場合も揮発性成分が逃げないように、必ずふたをしましょう。

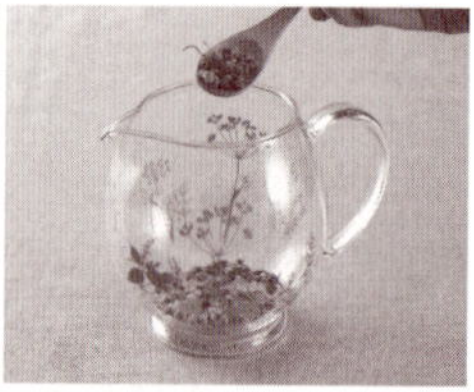

1 温めたポットに、ドライハーブを入れる。

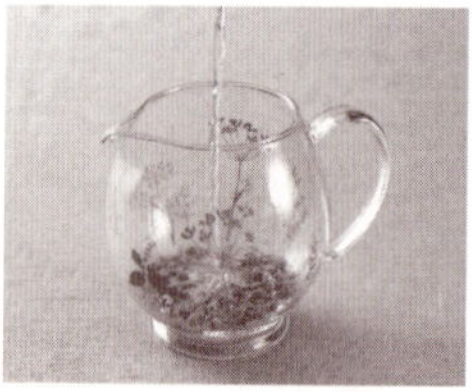

2 ポットに熱湯を注ぐ。揮発性成分が逃げないように、ふたをする。

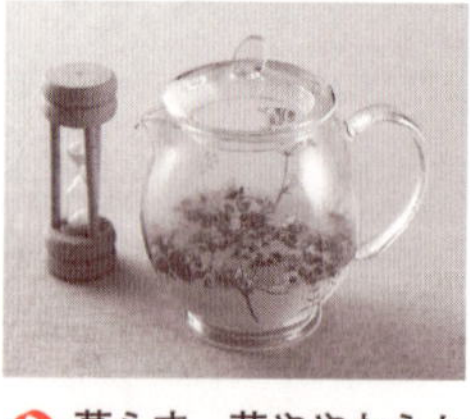

3 蒸らす。花ややわらかい葉で3分、固い葉や茎は5分を目安に。

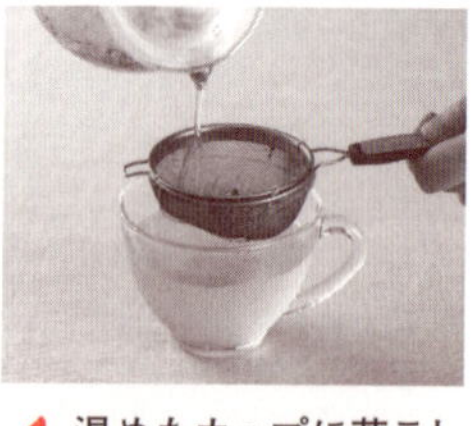

4 温めたカップに茶こしを通して静かに注ぐ。

ハーブティーの楽しみ方

1 ブレンドする

2～3種類のハーブをブレンドすると、オリジナルの味が楽しめます。味が苦手なハーブも、好みのハーブと混ぜると飲みやすくなります。ブレンドする場合も、ハーブの総量は1人分2～3gに。

2 フレッシュハーブを使う

ミントやレモンバーベナなど、フレッシュハーブを使用するのもおすすめ。その場合、ドライハーブの2～3倍の量を用意しましょう。いれ方はドライハーブティーと同様ですが、蒸らす時間は長めに。

3 はちみつや牛乳などを加える

甘みを加えたいときは、はちみつやジャムなど、甘みがやわらかいものを加えるとおいしくいただけます。また、カモミールティーは牛乳を加えて飲むのもおすすめ。牛乳で煮出してもよいでしょう。

4 アイスティーにする

夏場は氷を入れて、アイスティーとして楽しんでも。使用するハーブは、ホットの2～3倍にして濃い目にいれるのがポイント。作り置きすると有効成分が揮発してしまうおそれがあるので、そのつどいれて。

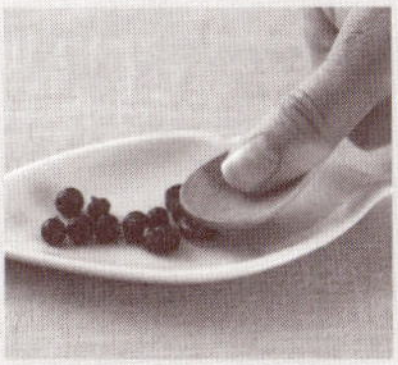

point　実や種子のようなハーブを加える場合

フェンネルやカルダモン、ジュニパーなどの固い実や種子を加えたいときは、スプーンの背などで軽く押すようにしてつぶしておきます。そうすることで、成分を抽出しやすくなります。

濃縮製剤（サプリメント）について

手軽にご家庭で楽しめるハーブティー。ただし、すべてのハーブがお茶としておいしく飲めるわけではありません。なかには苦いものや、独特の味や香りをもつものも多くあります。そういったハーブは、サプリメントなどの濃縮製剤で摂取したほうが、手軽でよいでしょう。

濃縮製剤にもさまざまな種類があります。ハーブをそのまま粉末にして錠剤やカプセル剤にしたものや、アルコールや水で成分を抽出したエキス剤やチンキ剤、種子からとった油をカプセルにしたものなどが、サプリメントとして流通しています。

しかし、これらのなかには薬に近い作用があるものもあります。そのため、薬を服用している場合や、体調によっては避けたほうがよい場合もあります。購入時に確認してください。

ハーブ料理

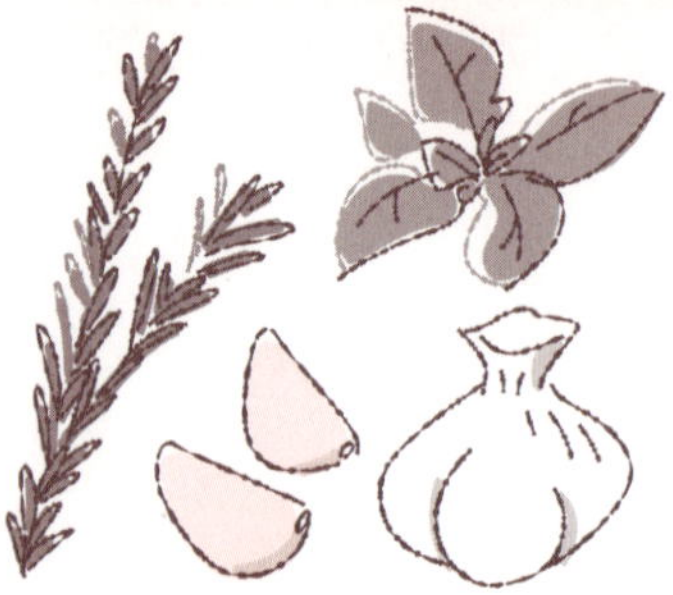

毎日の料理で積極的に使おう

　風味づけに適したハーブは、積極的に日々の料理に使用したいもの。そのまま使用したり、スパイス、ハーブオイル、ハーブビネガーとして使用するなど、いろいろな使い道があるので、料理の幅も広がるでしょう。

　そのまま料理に使用するハーブの代表には、ニンニクやショウガ、バジル、シソ、ダイズなどがあります。意識して、毎日の食事に加えましょう。スパイスとしてはセージやブラックペッパー、フェンネルなどが代表格。粉状に挽いてあるものや、葉を刻んで乾燥させたものなど、料理のアクセントにどんどん利用してください。

　ハーブオイルやハーブビネガーも常備しておくと便利。簡単に手作りできるので、作ってみましょう。

手軽にハーブを料理に取り入れるアイデア

1 スープに入れる

スープを作る際にハーブを入れると、具材が少なくても、風味がぐんと豊かになります。お好みのハーブでかまいませんが、おすすめなのはクローブやタイム、セージ、レモングラスなど。煮こみ料理にも。

2 炒めものに

和、洋、中を問わず、野菜として料理に加えて。例えばオレガノ、マジョラム、タラゴンなどのドライハーブをちぎって肉の炒めものに加えると、エスニック風の味わいに。また、チャーハンに入れても◎。

3 サラダに

生で食べられるハーブは、サラダに加えて。バジルやコリアンダー、ミントなどは食べやすいので、ちぎって入れて。ドレッシングにスパイスを入れるのもおすすめです。市販のハーブソルトなどもよいでしょう。

4 下味に

肉料理や魚料理の下味にハーブを使用すると独特の臭みをとってくれて、ハーブの香りを楽しめます。ニンニクやショウガはもちろん、タイムやローズマリーを肉といっしょに焼くだけで、本格的な料理に変身します。

常備したい！　ハーブを使ったレシピ

ハーブオイル

用意するもの

フレッシュハーブ　1～2枝分
オリーブオイル・・・・・2カップ
びん（煮沸消毒しておく）

作り方

1 ハーブを軽く日干しする。
2 ハーブを密閉できるびんに入れ、ハーブがすべてつかるところまでオリーブオイルを加えてふたをする。
3 1週間程度、常温で置く。香りがオイルに移ったらできあがり。

point　ハーブはローズマリーやセージ、タイムなど、水分が多くないハーブを選びましょう。ニンニクやトウガラシを風味づけに入れるのもおすすめ。ニンニクは皮を向いて加えましょう。ハーブオイルはピザやパスタ、ドレッシングをはじめ、パンにつけてもおいしいです。

ハーブビネガー

用意するもの

フレッシュハーブ 1～2枝分
酢・・・・・・・・・・・・・・・200mℓ
びん（煮沸消毒しておく）

作り方

1 ハーブを軽く日干しする。
2 ハーブを密閉できるびんに入れ、ハーブがすべてつかるところまで酢を加えてふたをする。
3 1～2週間常温で熟成させる。

point　ハーブはローズマリーやセージ、タイム、フェンネルなどがおすすめ。ハイビスカスやローズヒップなどのドライハーブを使用してもおいしくいただけます。酢はアップルビネガーや米酢など、淡白なものが向きます。水や炭酸水で割って飲むのも◎。

ハーブ酒

用意するもの

ドライハーブ・・・・・・約200g
蒸留酒　・・・・・・・・・・・約1ℓ
（ウォッカやジン、ホワイトリカーなど）
コーヒーフィルターまたはガーゼ
広口びん（煮沸消毒しておく）

作り方

1 ドライハーブをそのまま広口びんに入れる。
2 蒸留酒をハーブがすべてつかるところまで加えて、ふたをする。
3 1ヶ月程度冷暗所で熟成させる。
4 抽出液をコーヒーフィルターかガーゼでこす。
5 4の抽出液をびんに移しかえ、冷暗所でさらに熟成させる。

point　ハーブはセージやセントジョンズワート、ローズマリーなどを使用し、薬用酒として毎日少量ずつ飲みましょう。保存期間は2年程度です。

アロマスプレー

シュッと気分転換できる簡単スプレー

精油と無水エタノール、精製水だけで作る簡単スプレー。スプレータイプの保存容器に入れて、シュッとスプレーすれば、気分転換や空気の浄化にもなります。揮発しやすいので、少量ずつ作りましょう。

使うときは、そのつどよく振って。人やペットに向かってスプレーしないようにしましょう。

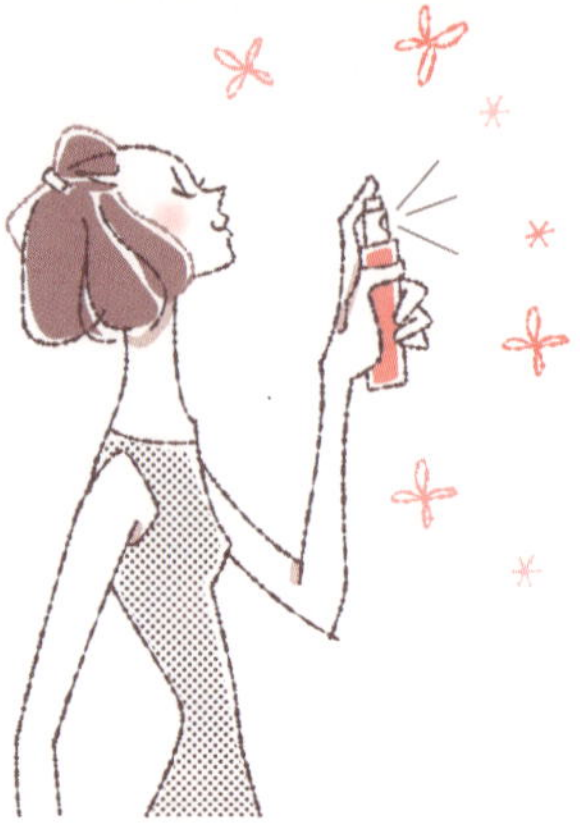

用意するもの

精油 ……………10滴
無水エタノール……10mℓ
精製水 …………40mℓ
保存容器（スプレータイプ）

作り方

保存容器に無水エタノールを入れ、精油を加えてよく混ぜる。精製水を加え、さらによく混ぜる。1ヶ月程度で使い切りましょう。

うがい

抗菌作用のある
ティートリーを使用

ハーブティーをうがいに使用する方法もありますが、精油を使用する方法もあります。ただし、使用できる精油はティートリーのみ。ほかの精油は危険なのでやめましょう。ティートリーには強力な抗菌作用があるので、風邪の予防やのどの痛みを解消するのに役立ちます。精油の量は、約200mℓの水に対して1滴で十分。水に混ざりにくいので、少量のはちみつで精油を溶いてから水に加える方法がおすすめです。

あると便利な道具・基材

ビーカー
計量カップでも代用できます。耐熱性のある30mℓ、100mℓのものが便利。

計量スプーン
少量のものをはかるときは、計量スプーンで。お料理用のものでかまいません。

ガラス棒
材料を混ぜ合わせるときに使用。もちろん割り箸やスプーンでもかまいません。

はかり
少量の材料もはかることができる、0.5gから計量できるはかりが重宝します。

エッセンシャルウォーマー
みつろうやシアバターなどを温めるときに使用。ない場合は、湯せんで溶かします。

無水エタノール
100%アルコール。スプレーや化粧水などに使用。薬局などで購入できます。

精製水
不純物のない純度の高い水で、化粧水などに使用。薬局などで購入できます。

天然塩
精油やハーブと混ぜてバスソルトにすると、お湯に対する皮膚刺激が和らぎます。

PART 2

症状別ケア

日常的によく起こる、
心身のトラブルや不調を予防・改善するセルフケアをまとめました。
不調が起こる原因をしっかり解説し、
各症状に役立つ精油やハーブも紹介しているので、
セルフケアのスキルアップがのぞめます。
また、監修の橋口先生が実際に診察にあたり、
症状が改善された症例も紹介しているので、参考にしてください。

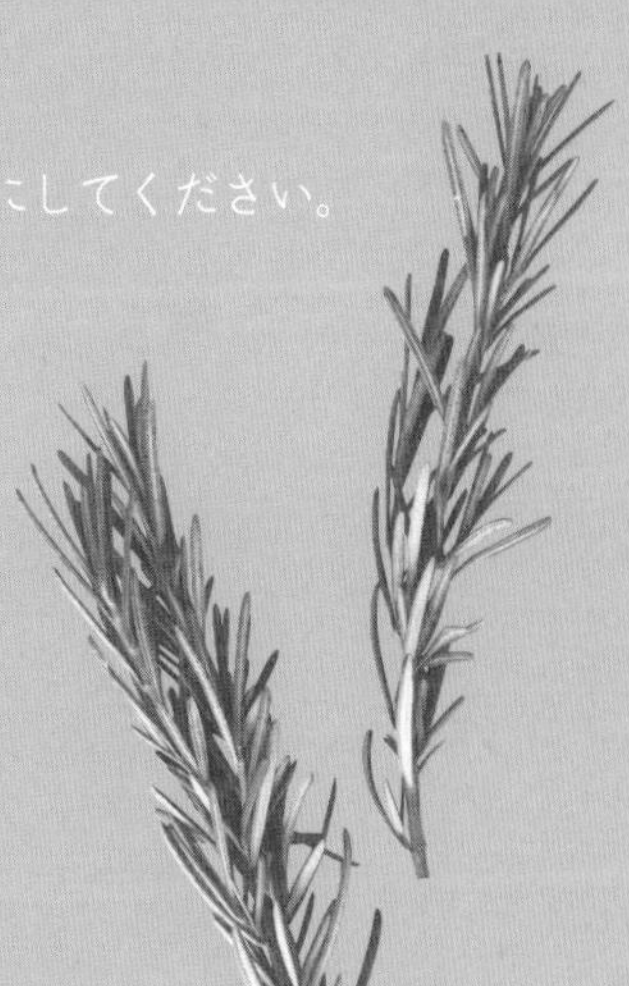

症状別ケアを始める前に

本章では、精油やハーブを使用した手軽にできるセルフケアを紹介します。適切なセルフケアを行うために、「安全のために注意したいこと」（36－37ページ参照）を最初に読んでから行ってください。

精油やハーブは心身の不調を改善するさまざまな効果がありますが、セルフケアではカバーしきれない病気も数多くあります。症状が深刻な場合は無理をせず、必ず医師の治療を受けてください。また、体質によって使用を控えたほうがよい精油やハーブもあるので、使用する前にＰＡＲＴ３の精油ガイドとハーブガイドで確認してください。

セルフケアの point

point 1 自分の好きな味、香りのものを選ぶ

アロマセラピーやハーブセラピーのいちばんの目的は、心身をリラックスさせて、不調を取り除くこと。まずは、精油やハーブの作用にこだわりすぎず、好みの香りや味のものを使用してください。それぞれの症状に効果的な精油やハーブを数種類ずつ紹介しているので、そのなかから好みのものを選ぶとよいでしょう。

point 2 アプローチの方法をときには変えてみる

毎日摂取し続けることで徐々に効果があらわれるハーブもありますが、しばらく続けてみて効果があらわれないときは、ほかの種類の精油やハーブに変更したり、セルフケアの方法を変えてみたりするのも手です。また、いつも同じ精油やハーブを使用すると効果を感じにくくなる場合があるので、ときにはいつもと違うものを使用してみましょう。

point 3 不快になったり具合が悪くなったら中断する

セルフケアを行っているときに異常を感じたら、我慢せずに中止してください。体質によっては、合わない精油やハーブがあります。また、アロマセラピーを行う際は、香りが強すぎると、気分が悪くなることも。短時間であれば、強い香りの吸入が効果的なこともありますが、芳香浴などは薄めの香りで行うことをおすすめします。

point 4 他者に行う場合は細心の注意を払う

アロマトリートメントなどは、他者に行ってもらうことで効果がアップします。しかし、他者にケアを行ったりすすめたりするときは、トラブルが起きないように注意を払ってください。正しい知識がないと症状が悪化することがあるので、相手の症状を理解したうえで行いましょう。妊婦さんや子ども、高齢者には特に気を付けてください。

症状別ケアの処方箋の見方

不調やトラブルの解消・予防方法を、それぞれ紹介しています。複数のアプローチ方法を紹介している項目もあるので、自分に合った方法でセルフケアを行ってください。

症状別のセルフケア
精油やハーブを使用した、各不調やトラブルに合ったセルフケアを紹介。

材料
簡単に行えるように、複雑なブレンドは避けています。また、その症状やトラブルに合った精油やハーブがほかにあれば、代用してもかまいません。分量は安全かつ適切にセルフケアを行える目安を示しています。

方法
不調やトラブルに合った具体的な方法を紹介しています。セルフケアの詳しい方法は、38−48ページを参照してください。

Point
効果を高める、セルフケアのポイントなどを紹介。そのほか、代用できる精油やハーブ、そのトラブルの特徴なども示しています。

片頭痛の人のコーヒー代わりのハーブティー

材料（1人分）

カモミール・ジャーマン･････　1つまみ
パッションフラワー･･･････････　少々

方法

ティーポットにハーブを入れてお湯を注ぎ、ふたをして3分程度蒸らす。

point

片頭痛の人はカフェイン飲料をなるべくとらないほうがよいので、コーヒー代わりにハーブティーを飲むことを習慣にしましょう。ストレス性の頭痛のときは、パッションフラワーを多めに。

セルフケアのアイコン
セルフケアの行い方を、アイコンでわかりやすく紹介。簡単にできる、10種類のアプローチで行います。

吸入
精油の香りを直接かいだり、蒸気とともに精油成分を吸入する。詳しい方法は38ページを参考に。

芳香浴
アロマポットなどで香りを楽しむ方法。詳しい方法は39ページを参考に。

アロマバス
精油やハーブを入れて入浴をする。詳しい方法は40ページを参考に。

湿布
精油を湿布として利用する。詳しい方法は41ージを参考に。

塗布
精油を使用したオイルを塗る方法。詳しい方法は41ページを参考に。

アロマスプレー
精油を使用したスプレーを使用する。詳しい方法は48ページを参考に。

うがい
ティートリー精油でするうがい。詳しい方法は48ページを参考に。

アロマトリートメント
精油入りのオイルでトリートメントをする方法。詳しい方法は42ページを参考に。

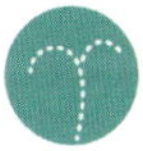

洗浄
精油入りの水で患部を洗浄する方法（方法は、各セルフケアを参考に）。

ハーブティー
ハーブをお茶として飲む方法。詳しい方法は44ページを参考に。

日常的な体の不調

日常的によく起こりがちな不調のセルフケアを紹介します。

精油やハーブで予防や対症療法より一歩先のセルフキュアを

「セルフケア」とは、自分で世話をするという意味ですが、「セルフキュア」という言葉もあります。これは自分で治癒する、つまり不調に向かった体を元通りにするという、より積極的な考え方です。

例えば「風邪が流行しているから抗ウイルス作用のある精油を使う」「胃が弱いから食後にハーブティーを飲む」というように、不調の原因を見極め、自分で対処できればそれは立派なセルフキュアです。精油やハーブは、こうしたセルフキュアに役立ちます。

体の回復力もアップさせれば不調は少なくなる

人間には、疲労や寝不足、環境の変化などによって体がいつもと違う状態になっても、それをもとに戻す力が備わっています。これを医学的には「ホメオスタシス（＝恒常性）」といい、これが維持できなくなると、不調が起きてしまいます。そのため、健康を維持するには、体の回復力を高めることが大切。日頃からきちんと睡眠や食事をとって生活習慣を正すのはもちろんですが、精油やハーブを使って体の回復力アップをサポートすることで、不調を減らせるのです。

セルフケアが栄養ドリンク剤代わりに

あとひと踏ん張りしたいというときに飲む栄養ドリンク剤。元気が出た気になりますが、実はその場しのぎで、疲れや不調の根本的な解決にはなりません。そういうときは、精油やハーブを利用して疲れを癒したり、リフレッシュを。そうすれば回復力が高まり、疲れにくい体になるのです。

不調の原因の多くは、睡眠が足りないこと！

睡眠が不足すると、脳が正常に機能しなくなり、自律神経や内分泌系（ホルモン）の調節機能が崩れてしまいます。しかし、現代では日常的に睡眠不足に陥っている人が非常に多くいます。これでは体の不調が起きてしまうのも当然のこと。いくらサプリメントや栄養ドリンクを飲んでも、睡眠不足を補うことはできません。十分な睡眠をとれば、体の不調の多くは防ぐことができるのです。

例を挙げると、胃腸の不調も睡眠不足が原因で起こることがよくあります。というのも、胃腸が食べ物を消化吸収したり、排せつの準備をしたりするのは、副交感神経が優勢になる睡眠中。睡眠時間が短ければ消化にかける時間も足りず、快調な胃腸を維持するのは困難なのです。このような場合、胃腸そのものに問題があるわけではないので、まずは十分に睡眠をとりましょう。

寝つきが悪いのであれば鎮静作用のある精油やハーブを使用し、睡眠時間を確保しましょう（118－121ページ参照）。物理的に睡眠時間がとれない場合も、副交感神経を優勢にするリラックス作用のある精油やハーブを使うことで、体の不調を予防することができます。

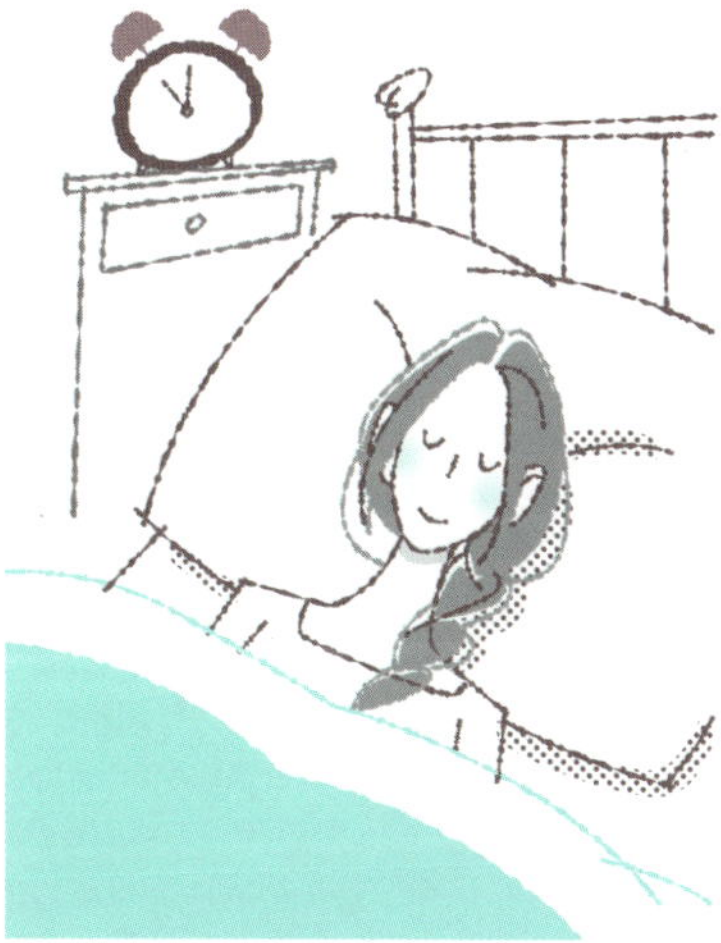

心と体の健康をつかさどる自律神経とは？

自律神経とは汗をかいたり、心臓を動かすといった体の自動調節を担っている神経のことで、交感神経と副交感神経があります。緊張・興奮状態のときに優勢になる交感神経と、睡眠時などリラックス状態のときに優勢になる副交感神経がバランスよく働くことで、心と体の調子を整えています。ストレスが続くと自律神経のバランスが乱れるため、体の不調が引き起こされるのです。

精神的ストレスが原因の不調にも効果的

心と体は密接につながっており、胃痛や頭痛なども実は精神的ストレスが元凶であるケースが多々あります。その場合、一時的に薬で体の不調を改善するのは簡単ですが、メンタルケアをしない限り根本的な解決になりません。このように、健康を維持するには不調が起きた部分だけに目を向けるのではなく、体のほかの部分や心の問題まで含めたトータルなケアが重要。このようなケアを「ホリスティック（＝統括的）ケア」といいます。

精油やハーブには、体の不調に直接働きかけると同時に、心に作用するものがたくさんあります。そのため、精油やハーブでメンタルケアをすることが、体の不調を緩和したり予防したりすることにつながるのです。

「日常的な体の不調」に効く主な精油・ハーブ

※緊張型頭痛に効く

精油 カモミール・ジャーマン、カモミール・ローマン、クラリセージ、グレープフルーツ、マジョラムスイート、ラベンダー、レモン、レモングラス、レモンバーム、ローズウッド

ハーブ カモミール・ジャーマン、リンデン、レモンバーム

※片頭痛に効く

ハーブ パッションフラワー、バレリアン、フイーバーヒュー

※風邪に効く

精油 シダーウッド・アトラス、タイム・リナロール、ティートリー、パイン、マジョラムスイート、ユーカリ・グロブルス、レモン、ローズマリー・シネオール

ハーブ エキナセア、エルダー、カモミール・ジャーマン、ゴールデンシール、シソ、ショウガ、セージ、タイム、チャ、ニンニク、バジル、フェンネル、ミント、ヤロウ、リコリス、リンデン、レモンバーム

※せきやのどの痛みに効く

精油 サイプレス、シダーウッド・アトラス、タイム・リナロール、ティートリー、フランキンセンス、ペパーミント、ユーカリ・グロブルス、ローズマリー・シネオール

ハーブ エキナセア、エルダー、カモミール・ジャーマン、セージ、タイム、チャ、バジル、フェンネル、リコリス、レモンバーベナ

※胃腸の不快感に効く

精油　オレンジ・スイート、フェンネル、ペパーミント、レモングラス

ハーブ　カモミール・ジャーマン、カルダモン、カレンデュラ、コリアンダー、シソ、ショウガ、ナツメグ、バジル、フェンネル、ミント、リコリス、レモングラス、レモンバーベナ、ローズマリー

※吐き気に効く

精油　オレンジ・スイート、プチグレン、ペパーミント、レモン、ローズマリー・シネオール

ハーブ　アーティチョーク、カルダモン、ショウガ、タンポポ、ミント

※便秘に効く

精油　オレンジ・スイート、ペパーミント

ハーブ　サイリウム、タンポポ、フラックス、ミント、レモングラス

※下痢に効く

ハーブ　ゴールデンシール、サイリウム、ナツメグ、ローズヒップ

※起立性調節障害に効く

精油　グレープフルーツ、ティートリー、レモン、ローズマリー・シネオール

ハーブ　カモミール・ジャーマン、パッションフラワー

※眼精疲労に効く

精油　オレンジ・スイート、カモミール・ローマン、ペパーミント、ラベンダー

ハーブ　カモミール・ジャーマン、ビルベリー、ミント、レモンバーベナ

※口内炎の症状に効く

精油　ティートリー

ハーブ　エキナセア、カモミール・ジャーマン、セージ

※痔に効く

精油　サイプレス、ジュニパー

※カンジタ膣炎に効く

精油　ティートリー

※膀胱炎に効く

精油　ティートリー

ハーブ　エキナセア、クランベリー、タンポポ、ネトル

日常的な体の不調

日常的な体の不調

頭が痛い

症状

肩こりや眼精疲労を伴うことが多い緊張型頭痛

頭痛にもいくつか種類がありますが、慢性の頭痛でいちばん多いのが、肩こりに伴う「緊張型頭痛」。眼の疲労や痛みを伴うこともよくあります。症状が軽い場合は後頭部に重苦しい鈍痛を感じる程度ですが、症状が重くなると、まるでハチマキで頭を締めつけられるような、強い痛みを感じます。

緊張型頭痛は、同じ姿勢を長時間とり続けることで起きる、筋肉の緊張が原因。また、体を起こしている時間が長い、つまり活動時間が長いということも引き金になります。というのも、人間が上体を起こした姿勢でいるためには、重たい頭や腕などを支える必要があります。これらを支えている筋肉のひとつを僧帽筋（首から肩、肩甲骨にかけての筋肉）といいますが、この筋肉の緊張が続くと、頭の周囲の筋肉もこって緊張し、頭が締めつけられて痛みを発症します。つまり、「頭のこり」がある状態が慢性化したのが、緊張型頭痛なのです。

また、時間に追われていたり、失敗が許されないような状態が続けば、筋肉の緊張はますます強まります。頭痛もちの人は日頃から精油やハーブを取り入れ、精神的にリラックスした状態を心がけることが大切なのです。

意外と多い薬物乱用頭痛とは？

鎮痛剤を頻繁に服用すると、薬がきれると頭痛が起きるようになってしまいます。これを薬物乱用頭痛といい、我慢して２週間以上鎮痛剤を服用しなければ、たいてい頭痛がおさまります。薬への依存状態を脱するためにも、頭痛のケアには精油やハーブを役立てるとよいでしょう。

対処法

血行を促進しリラックス効果が高いものを

緊張型頭痛を緩和するハーブの代表は、筋肉の緊張を鎮める鎮痙作用や血管拡張作用と精神的なリラックス効果を兼ね備えているカモミール・ジャーマン。お茶として飲むのはもちろん、二煎目を濃く煮出し、お風呂に入れるのも効果的です。というのも、緊張型頭痛の場合、血行をよくする入浴は痛みを緩和するのに有効。入浴するだけでも効果はありますが、お茶として飲んだ茶がらを有効活用できるこの方法は、経済的にもおすすめです。また、鎮痙作用、鎮静作用、抗うつ作用に優れたレモンバームも、ストレスからくる緊張型頭痛に効果を発揮します。

精油は心身の緊張をほぐしたり、血行を促進したりするものが有効。ラベンダーやクラリセージ、レモンバーム、カモミール・ローマンなどが役立ちます。芳香浴よりもアロマバスがおすすめです。さらにアロマトリートメントも取り入れれば、心も体もリラックスできてよいでしょう。

また、緊張型頭痛の場合、体を動かすことが、痛みの予防になります。パソコン作業などで同じ姿勢をとり続けているときは、定期的にストレッチを取り入れて予防を（方法は60ページ参照）。肩がこってしまう前に、なるべく頻繁に行うように心がけましょう。そのときに芳香浴をしながら行えば、リラックス効果もアップします。

さらに、筋力が落ちると筋肉に負担がかかりやすくなり、肩もこりやすくなります。テニスやバレーボール、水泳など、腕を大きく動かすスポーツで筋力アップをはかることも、実は緊張型頭痛の予防になるのです。

パソコンを頻繁に使用する人の、頭痛予防策

日常的に長時間パソコンを使う人は、モニターの向きや高さを調整しておくことが、緊張型頭痛の予防策になります。というのも、前かがみの姿勢は首の筋肉を緊張させるので、肩こりや頭痛の原因に。正しい姿勢を保てれば肩こりが軽減されるため、頭痛の発症もかなり抑えられるのです。姿勢を正して作業ができるように、パソコンのモニターを調節しておきましょう。

症状

若い女性に多く、吐き気を伴うことも多い片頭痛

緊張型頭痛の次に多いのが、片頭痛。緊張型頭痛と見分けるポイントは、体を動かすと痛みが増すという点です。側頭部がズキンズキンと脈打つように痛み、ひどい場合は光や音などの刺激でさえも頭に響き、吐き気や嘔吐を伴うこともよくあります。特に若い女性に多く、遺伝性があるともいわれています。月経時や、緊張が解けたあとに起こりやすいのも特徴です。

片頭痛は、脳の外側の血管の収縮と拡張、あるいは三叉《さんさ》神経の興奮が原因で起こると考えられています。三叉神経とは、頭や顔の感覚や動きを支配する神経のこと。三叉神経の興奮によって分泌される神経伝達物質が、脳をおおっている硬膜の血管を拡張させて、頭痛が起きるのです。

縮んだ血管が拡がるときに頭痛が起こるので、痛みがあるときは血行がよくなる入浴や飲酒は避けましょう。また、動くと悪化するので、頭を少し高くして横になり、安静を保ってください。

片頭痛の人が避けたほうがよい食品もあります。チョコレートやチーズ、アルコール（特に赤ワイン）、カフェインなどがその代表。片頭痛の誘発因子になりうるので、なるべく控えたほうがよいでしょう。

また、睡眠不足や寝過ぎ、二度寝も片頭痛を誘発します。睡眠前に安眠効果のある精油やハーブを使用し、質のよい睡眠をとるように心がけましょう（１１８－１２１ページ参照）。休日でもいつも通りの時間に起床し、眠いときは日中に少しだけ昼寝をするほうが、効率的といえます。

カフェインと片頭痛の関係

片頭痛の誘発因子といわれるカフェインですが、発作時に摂取すると痛みが緩和されることもあります。これはカフェインにある血管収縮作用が、拡張した血管をもとに戻してくれるため。しかし、習慣的に摂取していると、発作の頻度も痛みも増すために逆効果です。つまり、普段カフェインを摂取しない人にだけ、カフェインは片頭痛の緩和剤になるのです。

対処法

片頭痛に精油は不向き。有効なハーブを取り入れて

　片頭痛には特効薬があるので、まずは医師の診察を受けましょう。

　ちょっとした刺激が片頭痛を悪化させるので、痛みを感じるときは、香りを楽しむアロマセラピーはあまりおすすめできません。ハーブは痛みが起きてしまったときに使用しても即効性はありませんが、予防として取り入れて。片頭痛の誘発物質であるカフェイン飲料をやめて、好みのハーブティーにするだけでも違いが出てくるはずです。

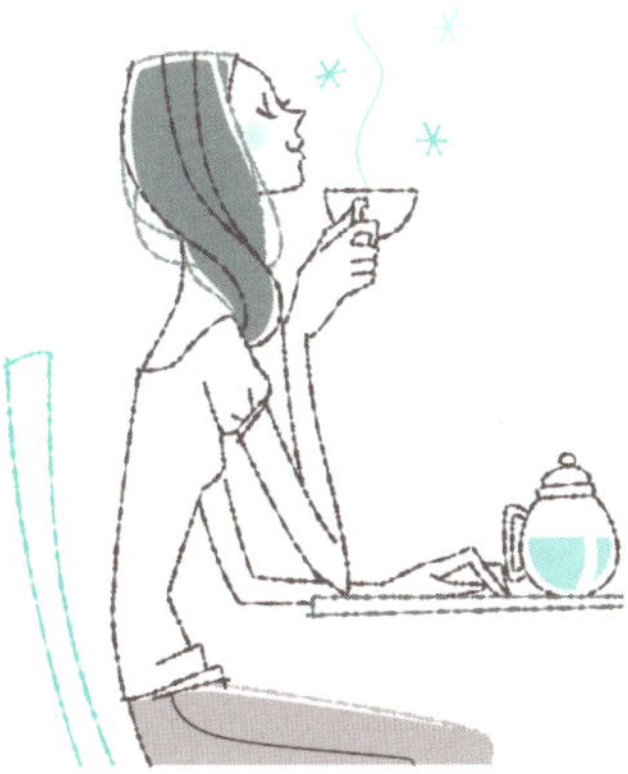

　とはいえ、片頭痛を予防するといわれるハーブも存在します。その代表格ともいえるのがフィーバーヒューで、有効成分のパルテノライドが片頭痛を引き起こす要因となるセロトニンの放出を抑制し、痛みのもとを抑制します。ただし、苦味があり、単独のハーブティーとしては飲みにくいので、他のハーブとブレンドするかサプリメントで摂取を。2～3ヶ月は飲み続けてください。

　そのほか、片頭痛を和らげるには質のよい睡眠が不可欠なので、安眠効果の高いバレリアンも予防効果があるといわれています。さらに神経系の興奮を鎮静する効果もあるため、ストレスからくる片頭痛にも効果を発揮します。バレリアンもサプリメントで摂取するのが一般的です。

精油やハーブでセルフケアできない頭痛

　頭痛には慢性的に繰り返すものと突発的なものがあります。突発的な頭痛の場合、くも膜下出血や慢性硬膜下血腫など脳血管障害が原因で起きている可能性があります。これらの頭痛は命にかかわることもあるので、もちろんセルフケアでは対処できません。すぐに受診を。ただし、前兆として頭痛がすることはないので、頭痛もちだからといってこれらの病気を疑う必要はありません。

片頭痛の人のコーヒー代わりのハーブティー

材料（1人分）

カモミール・ジャーマン‥‥‥ 1つまみ
パッションフラワー‥‥‥‥‥‥ 少々

方法

ティーポットにハーブを入れてお湯を注ぎ、ふたをして3分程度蒸らす。

point

片頭痛の人はカフェイン飲料をなるべくとらないほうがよいので、コーヒー代わりにハーブティーを飲むことを習慣にしましょう。ストレス性の頭痛のときは、パッションフラワーを多めに。

緊張型頭痛を和らげるアロマバス

材料

カモミール・ジャーマン‥‥‥‥‥ 適量

方法

一煎目はカモミールティーとしていただく。二煎目を適量の水で煮出し、5分程度おく。抽出液は茶こしでこし、お風呂に入れてよく混ぜて入浴する。

point

カモミール・ジャーマンの精油を3滴程度湯ぶねに入れても同様の効果があります。

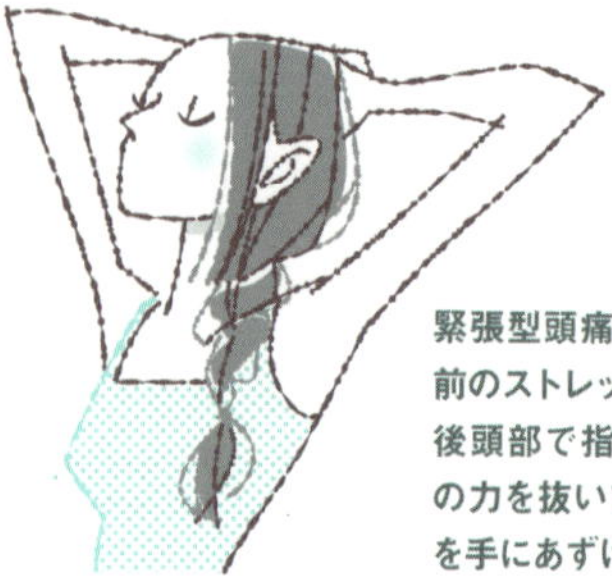

緊張型頭痛は痛くなる前のストレッチが大切！後頭部で指を組み、首の力を抜いて頭の重みを手にあずける。

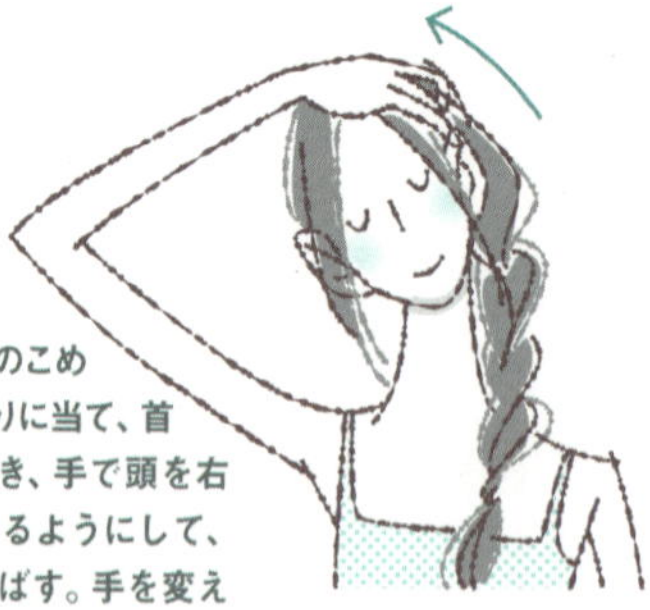

右手を左のこめかみあたりに当て、首の力を抜き、手で頭を右側に傾けるようにして、首筋を伸ばす。手を変えて反対側も同様に。

緊張型頭痛を予防するアロマトリートメント

材料

ラベンダー精油‥‥‥‥‥‥‥‥ 2滴
スイートアーモンドオイル‥‥‥ 10mℓ

方法

キャリアオイルに精油を混ぜて、トリートメントオイルを作る。手に取り首や肩に塗り、やさしくさする。

point

入浴をして血行をよくしてから、行いましょう。

橋口先生が診た
症例

緊張型頭痛が、子育てによって悪化。頭痛薬をやめ、セルフケアで症状緩和。

（30代女性・Kさん）

もともと筋力が弱く肩がこりやすい人は、育児中はより緊張型頭痛を起こしやすくなります。赤ちゃんを頻繁に抱いたり前かがみの姿勢が多くなったりするので、肩こりや腰痛などが起きやすいのです。しかし授乳中は安易に鎮痛剤を飲めません。こういう場合はハーブや精油を使ったセルフケアの出番。これは、育児により緊張型頭痛が悪化したKさんの症例です。

　Kさんはもともと緊張型頭痛に悩んでおり、鎮痛剤に頼って生活していたため、妊娠前には薬物乱用頭痛を併発していました。妊娠を機に薬をやめ、だいぶ改善していましたが、出産後悪化して来院されました。

　頭痛の原因は、赤ちゃんを抱くことによる筋肉の緊張と、初めての育児に対するメンタルの緊張。そこで心と体の両面に働きかけるセルフケアをすすめました。

　日々のケアとしては、毎晩カモミール・ジャーマンのハーブティーを飲むこと。カモミール・ジャーマンには、鎮痛作用や鎮痙作用だけでなく鎮静作用もあります。そして頭が重たく感じるときはお風呂上がりに精油を使ったトリートメントオイルを使用し、首から背中にかけてやさしくもむように指導。トリートメントオイルには鎮痛作用、鎮痙作用、鎮静作用のあるラベンダーとクラリセージの精油をブレンドしました。

　現在この治療をはじめて3ヶ月ですが、鎮痛剤に頼ることはなくなり、頭痛が起きる頻度が少なくなったそう。さらに、肩がこってしまう前に肩甲骨を動かすようなストレッチをすることが習慣になったことで、症状が軽くなりました。

日常的な体の不調

風邪の症状

症状

風邪はウイルス感染。初期症状にはセルフケアを

風邪の原因のほとんどは、ウイルス。症状としては発熱やのどの痛み、鼻水、せきなどが見られ、ウイルスの種類によって症状はさまざまです。いずれも通常であれば、数日で症状が和らぎ、自然治癒します。

意外かもしれませんが、風邪のウイルスそのものを退治する薬は存在しません。ですから病院へ行っても、症状を緩和する対症療法のみ。風邪の初期段階であれば、精油やハーブでも十分に対処可能なのです。ウイルスに対する免疫系の反応を活発にし、自然治癒力を高めるセルフケアが役立ちます。

ただし、インフルエンザの場合は、セルフケアは困難。風邪と違って特効薬（抗ウイルス薬）があるので、病院に行きましょう。家族への感染を防ぐためには、抗ウイルス作用や抗菌作用のある精油が役立ちます。芳香浴をするときも、換気をマメにしましょう。

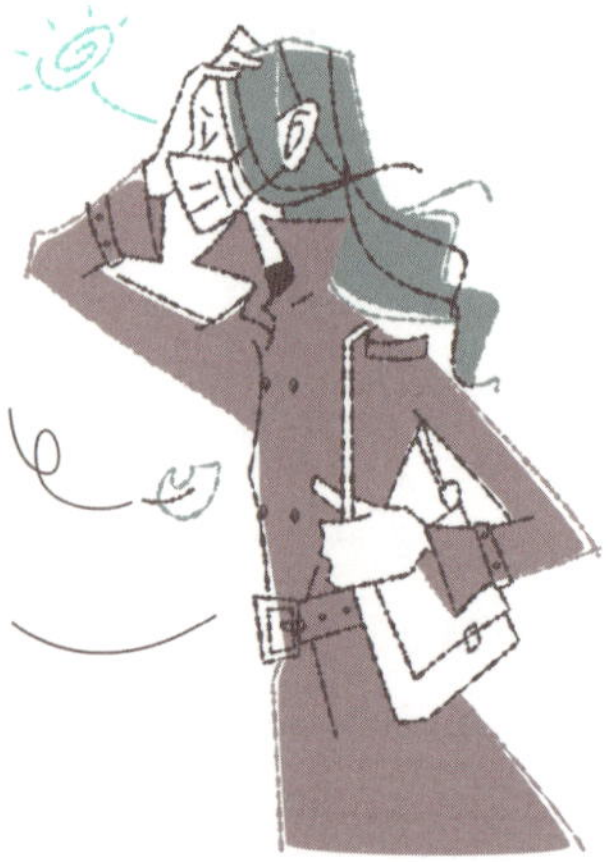

風邪のウイルスを飲み込んでも感染しない

風邪の予防にうがいをするのは、風邪のウイルスがのどの粘膜に付着するのを防ぐため。ノロウイルスなど、胃腸で繁殖する性質をもつウイルスを除けば、たとえ水分や食べ物といっしょにウイルスが胃腸まで流れ込んでしまっても感染することはありません。

症状

風邪がぶり返さないように二次感染対策を

治りかけたと思ったら、またすぐに風邪をひいてしまった……という経験がある人も少なくないはず。その場合、二次感染が原因のひとつとして考えられます。

二次感染とは、ウイルスに感染して体の抵抗力が低下したために、さらに細菌による感染症にかかってしまうこと。風邪が治りかけたと思ったとたんまた熱が出て扁桃腺が腫れたり、中耳炎や副鼻腔炎になったりすることです。風邪をひいたときはとにかく休養が大切なので、まずはしっかり完治させて、二次感染を防ぎましょう。この場合も、抗ウイルス作用や抗菌作用のある精油やハーブが効果的。「治った」と安心せずに、セルフケアを継続して行いましょう。

症状

免疫力が落ちていると、風邪をひきやすい体に

本来であれば自然治癒が期待できる風邪ですが、なかなか治らない、ワンシーズンに何度も風邪をひいてしまうということもあります。この場合、もともとせきや痰がおさまりにくい体質だという場合もありますが、ウイルスとたたかう免疫力がうまく作動しなくなっていることも考えられます。

その理由としてもっとも多いのは、過労やストレス。疲労や緊張が続いていると、自律神経系やホルモン系だけでなく、免疫系のシステムも崩れてしまいます。こういう場合は、まずしっかりと睡眠や休養をとることが重要。精油やハーブを用いた具体的なケアの方法は、114-115ページ「疲れやすい」の項目を参照してください。

抗生物質はたたかう相手がいないと効かない

「風邪には抗生物質が効く！」と思っている人が多いかもしれませんが、抗生物質がたたかうのはウイルスではなく細菌。ですから、普段健康な人が風邪のウイルスに感染したからといって抗生物質をのんでも、二次感染の予防にはなっても、風邪そのものがよくなることはないのです。むやみに抗生物質を使うのは、むしろ耐性菌化しやすいのでよくないといえます。

対処法

風邪のひき始めには ティートリーやユーカリを

風邪は、ひき始めのケアが肝心です。体を温めて睡眠と水分をたっぷりとり、食事は軽くして安静にすること。これにつきます。そのうえで、精油やハーブの力で免疫系の反応を高めたり、のどの痛みやせきなどの症状を楽にするセルフケアを取り入れて、悪化するのを防ぎましょう。

風邪の初期や予防には、殺菌作用や抗ウイルス作用、抗炎症作用が強い精油やハーブが有効。なんといっても、ティートリーの精油が効果大です。予防として芳香浴やアロマスプレーなどに使用するのはもちろんのこと、うがいにも使えます。ただし、基本的には精油を口に入れるのは危険なので使用量を守り、ティートリー以外の精油はうがいに使用しないでください。また、主にサプリメントで用いるエキナセアも免疫賦活作用と抗ウイルス作用に優れているので、風邪のひき始めにのむと効果的です。

せきなどの呼吸器系の不調には、ユーカリ・グロブルスの精油を。鼻の通りがよくなるような清涼感のある香りで、鎮咳作用や去痰作用、強い抗ウイルス作用も兼ね備えています。デコルテ（首元から胸元あたり）に塗布すれば、皮膚からはもちろん肺からも揮発した有効成分を吸収。のどの痛みや鼻づまり、せきなどの症状を緩和します。

ほかにも鎮咳作用や去痰作用のある精油は多いので、アロマスチームなどで使用するのも効果的。ただしせきがひどいときは悪化するおそれがあるので、避けてください。呼吸器系の不快症状のケアは68－69ページにも紹介しているので、参照してください。

風邪をひいたら、食事は少なめに

風邪をひいているときは、食事を軽めに済ませるのがよいとされています。なぜなら、食べ物の消化吸収にエネルギーを使うと、より体力を消耗してしまうから。風邪をひいたときの食事に、おかゆやうどん、スープ類などがよいのは、消化吸収に必要なエネルギーが少なくて済むからなのです。栄養をとることは大切ですが、無理にたくさん食べる必要はありません。

対処法

たっぷりのハーブティーを頻繁に飲みましょう

風邪をひいたときは、水分をたっぷり補給することが重要。1日4〜5杯を目安に、ハーブティーを飲みましょう。

ハーブは、熱があるときはカモミール・ジャーマンやエルダー、ヤロウを。血管を拡張する作用があり、体を温めて熱を下げます。抗ウイルス作用や抗炎症作用もあり、鼻やのどの炎症緩和にも有効です。

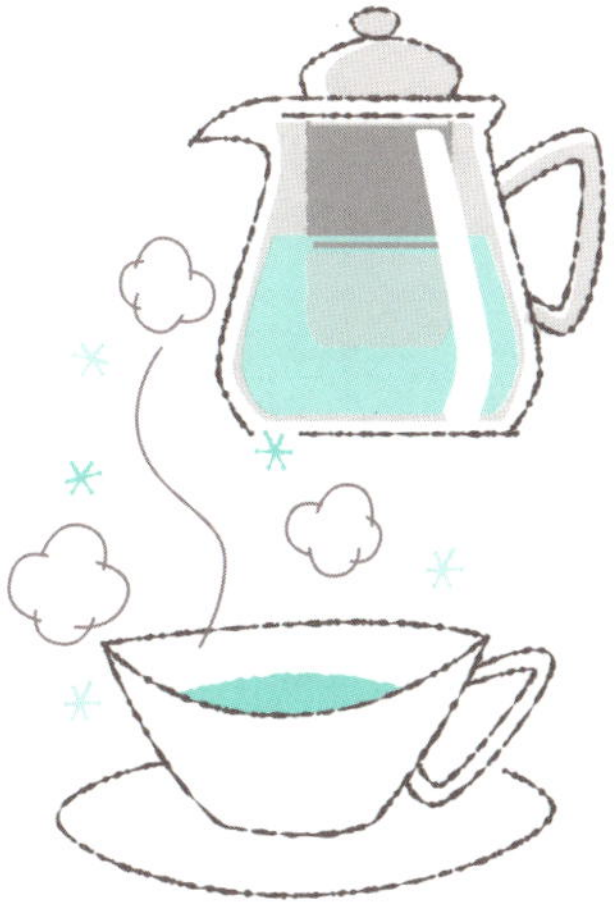

対処法

ハーブをたっぷり入れたスープで栄養補給を

欧米では風邪のひき始めにチキンスープを飲みます。消化がよく、栄養もしっかりとれるスープは、体力が落ちているときの食事にぴったりです。

スープにたくさんのハーブを入れれば、さらに効果が高まります。ショウガは、解熱を促して吐き気を抑える効果があります。抗菌・抗ウイルス作用に優れたニンニクやネギ類を入れるのもよいでしょう。

タイムやセージも抗菌・抗ウイルス作用が高いといわれています。お茶か煮出し液でうがいをしたり、蒸気を吸入したりする方法もありますが、お茶として飲むには少し苦味があるので、スープの風味づけに使用するのがおすすめです。

症状が異なる夏風邪と冬風邪

風邪の原因になるウイルスは、非常にたくさんの種類がありますが、季節によって優勢なウイルスは異なるため、夏風邪と冬風邪の症状が異なります。夏風邪の場合、腸内で増殖するウイルスが多く、腹痛や嘔吐、下痢といった胃腸に症状が出る場合が多いのが特徴。つらい鼻水やせきなどは、冬風邪に多い症状です。

せきや鼻づまりを緩和する塗布

材料

ティートリー精油・・・・・・・・・・・・・ 1滴
ユーカリ・グロブルス精油・・・・・・ 1滴
スイートアーモンドオイル ・・・・・10mℓ

方法

キャリアオイルに精油を混ぜて、オイルを作る。手に取ってデコルテに塗る。

point

保存容器に入れれば、携帯できます。1日3～4回塗るとよいでしょう。

家族に風邪が感染するのを防ぐ芳香浴

材料

ローズマリー・シネオール精油 ・・ 2滴
マジョラムスイート精油・・・・・・・・ 1滴

方法

ディフューザーなどの芳香拡散器に精油を落とし、香りを部屋に漂わせる。

point

ディフューザーを使うと、広範囲に拡散できて効果的。ただし芳香浴の際も部屋を閉め切らず、しっかり換気を。

熱があるときのハーブティー

材料（1人分）

エルダー・・・・・・・・・・・・・・ 1/2つまみ
カモミール・ジャーマン・・・ 1/2つまみ

方法

ティーポットにハーブを入れてお湯を注ぎ、ふたをして3分程度蒸らす。

point

風邪のときは水分補給が大切なので、1日に4～5杯たっぷり飲みましょう。

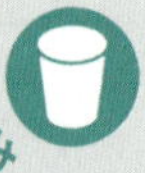

風邪の予防、のどの痛みに効果的なうがい

材料

ティートリー精油・・・・・・・・・・・・・ 1滴
はちみつ ・・・・・・・・・・・・・・・・・・ 少量

方法

はちみつに精油を落とし、よく混ぜる。約200mℓの水に入れてよく混ぜ、うがいをする。

point

はちみつを使用すると、精油が溶けやすくなります。ただしうがいにティートリー以外の精油は使用せず、飲み込まないように注意しましょう。

橋口先生が診た
症例

ハーブティーで免疫力を引き出し、ぶり返す風邪を親子で解消。

(10歳の女の子と40代の母親)

　風邪は安静にしていれば自然治癒するものですが、疲れていたり、免疫力が低下したりしているときは、風邪がぶり返しやすくなるものです。そんな、頻繁に風邪をひくことで悩んでいた親子の症例をご紹介します。

　もともと、お子さんのアトピー性皮膚炎の治療で通院されていたのですが、通院の際「親子で風邪をひいてしまったので、風邪薬もほしい」と希望されることが頻繁にありました。しかし、たいていの場合、風邪をひいてはいるものの軽症。安静にしていれば治る程度で、薬を処方する必要があることはめったにありませんでした。

　そこで、風邪をひきにくくするセルフケアを毎日行うようにアドバイス。日頃から「風邪をひきそうだな、風邪をひいたかもしれないな」と思ったら、カモミール・ジャーマンとエルダーをブレンドしたハーブティーを早めに飲むようにアドバイスしました。これらのハーブには、抗炎症作用もあるので、アトピー性皮膚炎の改善にも効果があります。ちなみに、今回はブレンドしたハーブティーをすすめましたが、それぞれ単独でいれたハーブティーでも同様の効果が得られます。カモミール・ジャーマンもエルダーもとてもおいしく、子どもでも飲みやすい風味なので、無理なく飲み続けることができたようです。

　通常は毎晩夜に飲み、風邪をひきそうなときや風邪のひき始めには、1日に4～5杯飲んでいたそう。その結果、お母さんもお子さんも、風邪をこじらせることが少なくなりました。

日常的な体の不調

せき、のどの痛み

症状

風邪だけでなく、気管支の過敏さでも起こる

せきには、痰のからまない乾いたせきと、痰のからむ湿ったせきがあります。気管支が敏感な体質の人は、温度や湿度などのささいな変化にも反応し、乾いたせきが止まらないこともあります。

また、心身の疲労が長く続くと、軽いのどの痛みをおぼえることがあります。うつ病の人がのどの痛みを頻繁に訴えることがあるのはこのためで、疲労による体の免疫力低下が原因。普段感染しないような、弱い菌にも感染しやすいのです。

対処法

菌によるのどの痛みには抗菌作用に優れたハーブを

軽いのどの痛みが繰り返し起きる場合は、免疫力の低下が疑われます。免疫力を回復するには、日頃から心身の疲れを取るセルフケアを取り入れることがポイント。114－115ページ「疲れやすい」の項目を参照してください。

扁桃炎など、菌によるのどの痛みなら、抗菌作用に優れたタイムやセージの薄い煮出し液でうがいを。もちろん、料理に使用してもかまいません。また緑茶にも強い抗菌作用があるので、いつもより多めに飲みましょう。

扁桃炎を繰り返しやすい人のセルフケア

繰り返す扁桃炎は、扁桃腺の奥に常時細菌が残っていて、のどの粘膜が荒れたりすると細菌が増えることで起こります。扁桃炎の予防には、抗菌作用のあるニンニクやネギ類、タイム、セージ、クローブなどが効果的。料理に取り入れやすいものばかりなので、積極的に使用しましょう。

対処法

湿ったせきは痰を出し、乾いたせきは粘膜を潤す

痰がからむ湿ったせきにはユーカリ・グロブルス、ティートリーなど、去痰作用のある精油の蒸気吸入が効果的。また、鎮咳作用や鎮痙作用のあるサイプレスやフランキンセンスの精油も役立ちます。キャリアオイルで希釈し、デコルテ部分に塗布しましょう。

いっぽう、むせるような乾いたせきが頻繁に出る場合は、のどの粘膜を潤します。ひどいせきには鎮痙作用のあるフェンネルやリコリスなどのハーブティーを。粘膜保護作用があるカモミール・ジャーマンとブレンドするのがおすすめです。粘り気のある液体でのどを潤すとせきが鎮まりやすいので、ハーブティーにはちみつなどを入れて少し煮詰め、シロップにするのも効果的です。

湿ったせきを和らげる蒸気吸入

材料

ユーカリ・グロブルス精油……　2滴

方法

洗面器やマグカップなどに熱めのお湯を張り、精油を落として蒸気を吸い込む。蒸気が逃げないように、頭からバスタオルをかぶるとよい。

point

やけどに注意し、目をつぶって行いましょう。むせるような乾いたせきが出るときは、悪化するので避けます。ティートリーの精油などでもよいでしょう。

乾いたせきが出るときのハーブティー

材料（1人分）

カモミール・ジャーマン……　1つまみ
リコリス　…………………　少々

方法

ティーポットにハーブを入れてお湯を注ぎ、ふたをして3分程度蒸らす。

point

リコリスを入れると甘みが出ます。また、のどの粘膜を保護するはちみつを入れてもOK。のどが潤うように、ゆっくりと飲みましょう。

胃腸の不快感

症状　主に胃に症状が出る機能性胃腸症

「胃がもたれる」「胃がムカムカする」など、慢性的な胃の不快感に悩む人は少なくありません。単純に暴飲暴食で胃が荒れて不快感をおぼえる場合もありますが、内視鏡検査では何も問題はないのに、不快症状が続くこともよくあります。このように、胃そのものには問題がないのに胃腸の不快感が続く場合を「機能性胃腸症」と呼び、現代社会に増えている病気です。

原因として考えられるのは、ストレスや過労、睡眠不足など。これらは胃腸の動き（蠕《ぜん》動《どう》）や消化液の分泌を乱す要因となるため、胃腸がスムーズに機能しなくなり、胃痛や吐き気、胃もたれなどの症状を起こすのです。そのため、胃の保護剤などによる治療だけでは根本的な解決に至らず、なかなか完治はのぞめません。こういうときこそ、ストレス緩和や自律神経系に働きかける精油やハーブが活躍するのです。

高齢者にも機能性胃腸症はよく見られます。それは、年齢とともに胃腸も適切に、力強く働かなくなるからです。加齢による機能の低下そのものを食い止めるのは困難ですが、胃腸の動きをサポートするハーブを使い、症状を改善しましょう。

胃腸がストレスに弱いといわれる理由

走っているときや緊張しているときには、あまり空腹を感じません。これは交感神経が緊張していると、胃腸が活発ではなくなるから。逆に副交感神経が活発なとき、胃腸も活発になります。ストレスが加わると交感神経が優勢になるため、胃腸の動きや胃酸などの分泌に不具合が生じるのです。

症状

主に腸に症状が出る過敏性腸症候群

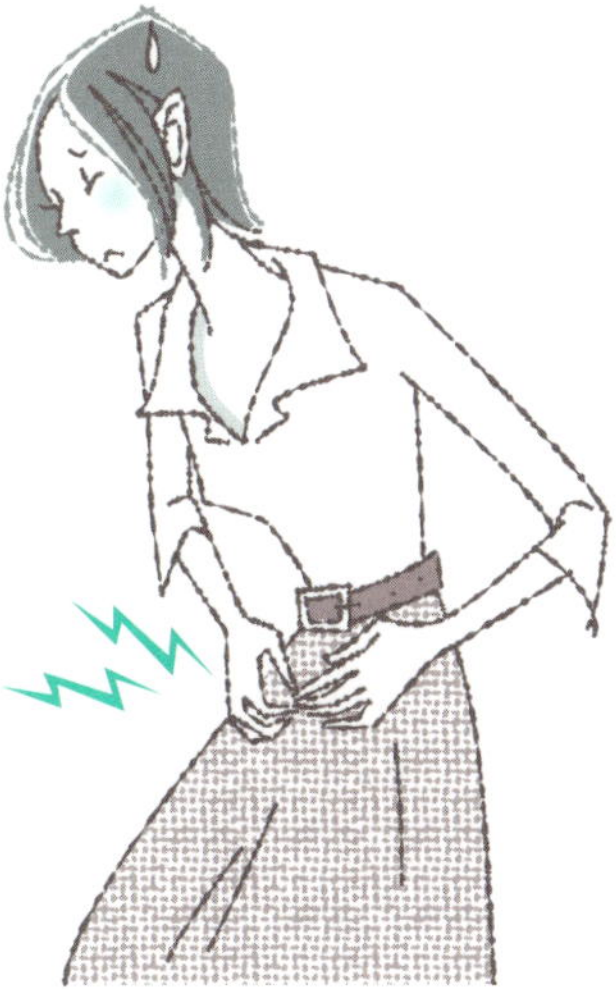

　現代に多い胃腸の病気のひとつに、「過敏性腸症候群」があります。これも、大腸や小腸に炎症やがんなどの異常が見つからないにもかかわらず、腹痛やおなかの不快感と排便の異常が起きる病気。排便後は症状が和らぐのが、大きな特徴です。また、下痢だけでなく便秘の症状が出ることもあり、これらを交互に繰り返すケースもよくあります。

　過敏性腸症候群には、不安や緊張など、精神的ストレスが強く関わっていますが、体質的に胃腸の動きが落ち着かないことが原因で起こる人もよくいます。体質的に腹痛と下痢を起こしやすい人は女性よりも男性に多く、特に若い男性に多いのも特徴です。

　もともとは体質的な症状でも、「電車に乗っていておなかが痛くなった」といった経験から「外出先でまた同じ症状を起こしたらどうしよう」と不安になると、そのストレスで症状が悪化し、悪循環に陥るケースがあります。きちんと治すには、医師による治療だけでなく、胃腸と精神面の両方に働きかけるセルフケアが有効。精油やハーブを使えば、直接胃腸に働きかける効果があるだけでなく、緊張や不安の緩和も期待できます。

過敏性腸症候群の症状には個人差がある

　過敏性腸症候群は排便によって症状が和らぐという特徴がありますが、便通の異常には個人差があります。下痢や便秘はひどくなくても「おならが頻繁に出る」、「おなかにガスがたまって下腹部が張る」という悩みが続くことも。これは精神的ストレスが大きく影響していることが考えられるので、精油やハーブでストレスケアを行い、日常に支障がある場合は医師に相談しましょう。

対処法

胃腸の働きを助けるハーブは多い

　なんとなくいつも胃がもたれているという人は、食べ方に問題があるかもしれません。まず大切なのは、よくかむこと。食べ物が大きなかたまりのまま胃に入ってくると胃の仕事量が増える分、食べ物が胃に留まっている時間が長くなり、もたれやすくなるのです。また、夜遅くにたくさん食べるのも問題。そのうえ睡眠時間が短いとなれば、胃腸が消化に働く時間が足りませんから、朝に食欲がないのも当然です。

　胃腸の不快感をなくすためには、食べ方を見直すのはもちろんですが、直接胃腸に働きかけるハーブが適しています。胃腸の働きを助け、蠕動を促進してくれるハーブの代表はミントとレモングラス。毎食後、ハーブティーで飲むとよいでしょう。

　また、胃がもたれやすく、おなかが張りやすいという人は、ふだんから食事にフレッシュミントやバジル、シソといったハーブを取り入れてみるのもよいでしょう。

　さらに、胃もたれやおなかの張りが気になったときは、ペパーミントの精油を用いたアロマトリートメントをすれば、不快感を改善できます。

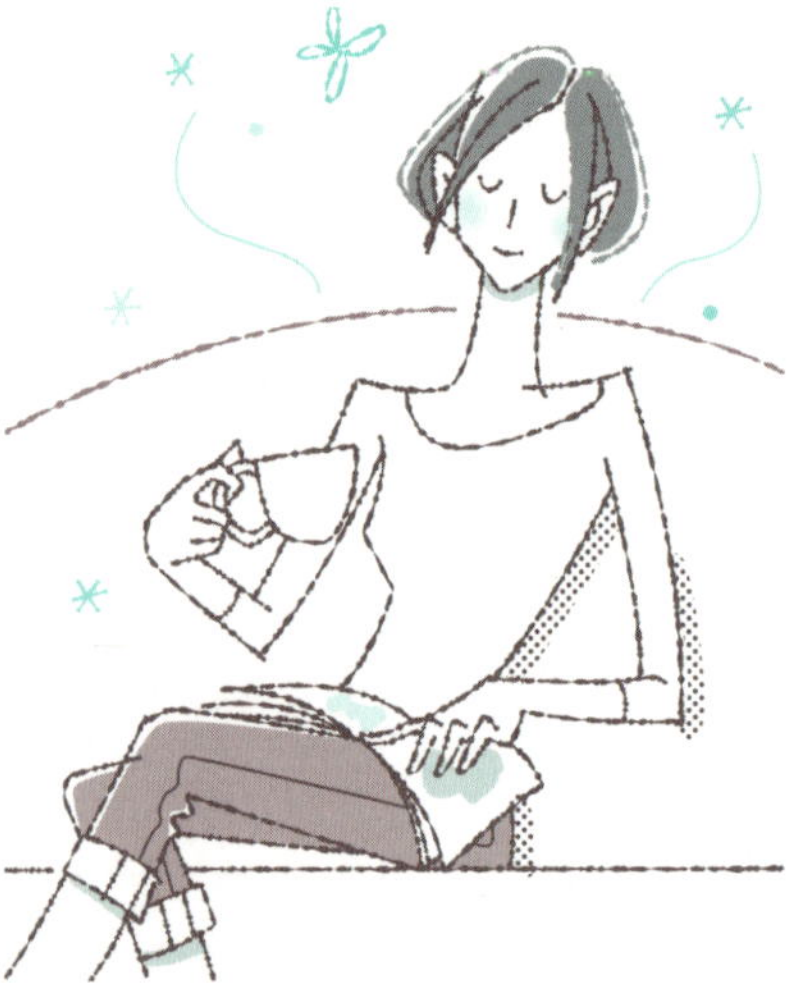

胃腸のトラブルには、薬よりまずハーブを

　市販の胃腸薬には、胃酸を中和するために重曹（炭酸水素ナトリウム）が含まれているものがあります。胃がもたれるときに飲むとスーッとして不快感が解消されますが、効果が切れるとまたもたれる……という悪循環に陥ってしまいます。こうしたことを防ぐためにも、胃腸の不快感にはハーブがおすすめです。

対処法

ストレス性の不調には カモミール・ジャーマン

機能性胃腸症や過敏性腸症候群をはじめ、胃腸の不調は、ストレスと深い関係があります。ストレスを感じるとすぐ、胃の表面がただれたように荒れてしまう体質の人もおり、胃痛や吐き気など、強い自覚症状がある場合もあります。そのため、胃腸と精神面の両方からのケアが必要。まさに、ハーブが効果を発揮するのです。

そんなストレス性の胃腸のトラブルに役立つのは、なんといってもカモミール・ジャーマン。精神を安定させる作用に加え、胃の粘膜に直接働きかける、たくさんの効能をもっています。

その主役ともいえる成分が、カマズレン。消炎作用と胃の粘膜を修復する作用があります。さらに、鎮静作用のあるビサボロールという成分も含有しています。そのほか、鎮痙作用もあるため、キリキリと胃が痛むようなときにも有効です。

このように多くの胃腸トラブルを解消してくれるカモミール・ジャーマンは、万能ハーブ。胃腸が弱い人はもちろん、精神的ストレスが胃腸に影響しやすい人は、毎日の習慣にするとよいでしょう。クセがなく、飲みやすい味だというのも、毎日続けるための大切なポイントです。

そのうえで、さしこむような腹痛や、おなかがゴロゴロするといったときは、フェンネルやリコリスを、胃もたれや吐き気が気になるときはミントを、精神的な緊張が強いときはパッションフラワーやレモンバームを、といったように、自分の症状に合わせてハーブをブレンドするとより効果が高まります。

医薬品にも使われるカマズレン

カモミール・ジャーマンの主成分は、カマズレン。熱を加えるとできる成分で、青色をしています。アズレンとして化学合成されており、医師の処方する胃薬にも使われている成分です。穏やかに作用するのが特徴で、抗炎症作用が高く評価されています。アズレンは胃薬以外にも、皮膚炎の塗り薬や目薬、うがい薬にも使われています。

キリキリする胃痛に効くハーブティー

材料（1人分）

カモミール・ジャーマン････1/2つまみ
フェンネル ･････････････1/2つまみ

方法

ティーポットにハーブを入れてお湯を注ぎ、ふたをして3分程度蒸らす。

point

胃腸の痙攣を感じたときに。フェンネルは、軽くつぶしてから加えましょう。

過敏性腸症候群に効くハーブティー

材料（1人分）

カモミール・ジャーマン････1/2つまみ
ミント ･････････････････1/2つまみ

方法

ティーポットにハーブを入れてお湯を注ぎ、ふたをして3分程度蒸らす。

point

胃もたれが強いときはミントを多めに、ストレスが強いときはカモミール・ジャーマンを多めにと、ブレンドの比率を変えましょう。

胃の不快感を和らげるアロマバス

材料

ラベンダー精油･･････････････ 2滴
オレンジ・スイート精油････････ 1滴
天然塩 ･･･････････････ ひとつかみ

方法

天然塩に精油を入れてよく混ぜ、湯ぶねに入れてよく溶かして入浴する。

point

ラベンダーの鎮痙作用とオレンジ・スイートの健胃作用で、胃の痙攣と胃の不快感からくるストレスも和らげます。

胃もたれを解消するアロマトリートメント

材料

ペパーミント精油 ････････････ 2滴
スイートアーモンドオイル ･････10mℓ

方法

キャリアオイルに精油を混ぜて、トリートメントオイルを作る。手に取り、腸の向き（時計回り）に円を描くようにおなかをやさしくさする。

point

あまり強く押さず、軽くさする程度にしましょう。

橋口先生が診た
症例

ストレスで悪化した過敏性腸症候群を朝晩のハーブティーで改善。

（20代女性・Hさん）

過敏性腸症候群や機能性胃腸症の人には、もともと胃腸の弱い体質の人が少なくありません。そして、それを悪化させるのがストレスです。Hさんは「胃がもたれる」「おなかが張る」など、ありとあらゆる胃腸の不調を訴えて来院されましたが、主に悩んでいたのは、過敏性腸症候群の典型ともいえる腹痛と、下痢と便秘の繰り返し。もともと胃腸が弱い体質であるのに加え、性格的に悩みやすく、ストレスに振り回されやすいタイプ。それが症状を悪化させる原因になっていたようでした。

最初は症状が重かったため薬を使った治療を取り入れましたが、除々に腹痛と便秘、下痢の症状はよくなっていきました。しかし、もともとストレスに強いとはいえない性格だったので、再発や悪化を防ぐため、毎日カモミール・ジャーマンとミントのハーブティーを飲むことをすすめました。

カモミール・ジャーマンには鎮痙作用があるので、胃腸の動きすぎを防止する効果があります。逆に、ミントには動きの悪い胃腸を動かす作用があります。Hさんには、自分の体調に合わせて、ハーブやハーブの量を調節してもらいました。基本的には朝はリフレッシュ感の強いミントを、夜はリラックス効果の強いカモミール・ジャーマンを。胃が痛いときには朝でもカモミール・ジャーマンを多くブレンドするなど、ハーブを通して、自分で自分の体の状態を改善していこうという意欲を高めるようにアドバイスしました。やがてセルフケアの自信がついたこともあり、Hさんの症状はずいぶん改善されました。

吐き気

症状
胃腸の動き方に異常が生じると吐き気が起こる

吐き気は本来は上から下へと動く胃腸が逆に動こうとしたり、動かなくなったりすることで起こります。暴飲暴食をしたときはもちろん、脂っこいものなどを食べたりしたあとにも吐き気が起きることもあり、消化不良が原因です。これらには、70－75ページ「胃腸の不快感」で紹介した胃腸の働きを促進するハーブが役立ちます。また、不安や緊張で突然強い吐き気が起きることも。これは自律神経が刺激されるためで、気を失いそうな感じや冷や汗を伴うこともあります。

対処法
精油やハーブで、胃腸を上から下へ動かす手助けを

吐き気の応急処置には、ショウガの絞り汁が昔から使われてきました。紅茶に入れたり、白湯に入れたりして飲むとすっきりします。また、脂っこいものの消化不良には、アーティチョークやタンポポのハーブティーもおすすめ。いずれも胆汁分泌促進作用があるため、脂肪の消化を助けます。

緊張からくる吐き気にはペパーミントやローズマリー・シネオール、レモン、プチグレンなど気付け効果のある精油の香りを短時間かぐのが効果的。乗り物酔いにも有効です。

緊張すると吐き気をもよおす理由

緊張すると交感神経が刺激され、反動で内臓や血管に分布している迷走神経と呼ばれる副交感神経の過剰反応が起きることがあります。この迷走神経反射が、吐き気を起こす原因。この場合、バランスをとるために交感神経系を刺激する気付け効果の高い、ペパーミントなどの精油が効果的です。

緊張による吐き気をおさえる吸入

材料

ローズマリー・シネオール精油 ‥ 1滴

方法

ハンカチやティッシュに精油を落とし、鼻に近づけて吸入する。

point

香りが強いと頭が痛くなる場合があるので、精油の量は少なくし、短時間かぎましょう。もちろん、びんのふたを取って直接かいでもかまいません。

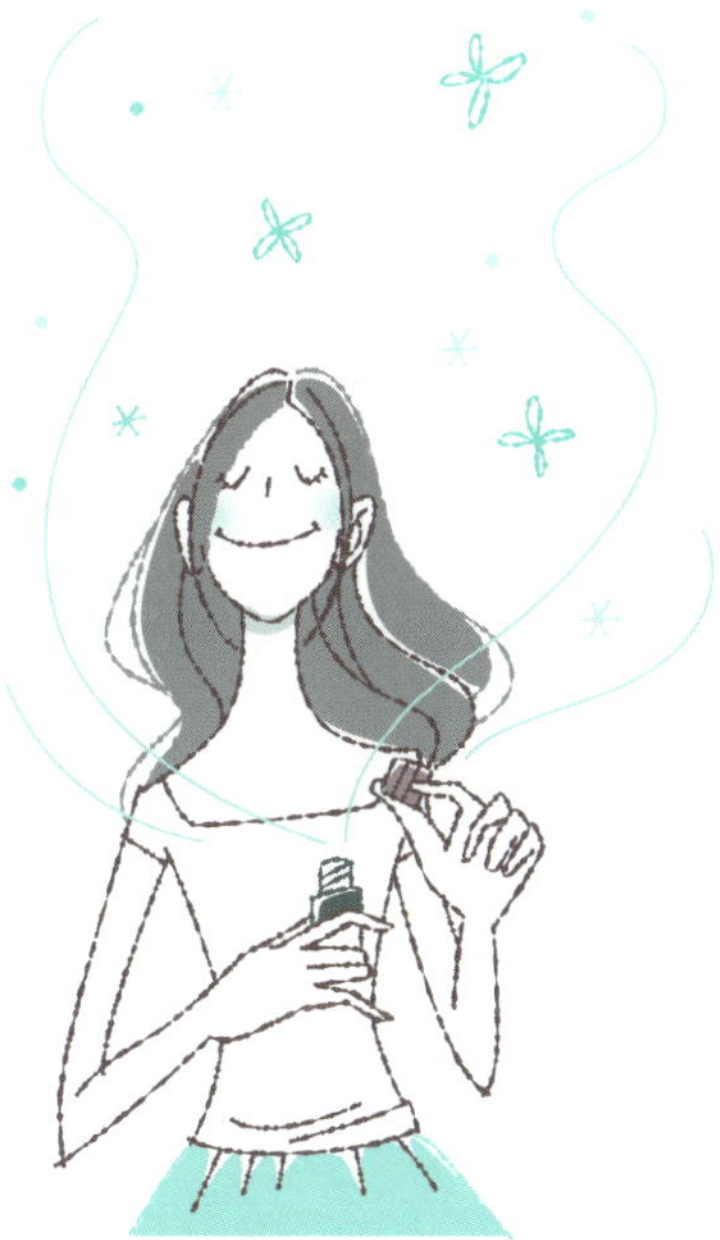

消化不良の吐き気を解消するハーブティー

材料（1人分）

ミント ･････････････････ 1/2つまみ
レモングラス ････････････ 1/2つまみ

方法

ティーポットにハーブを入れてお湯を注ぎ、ふたをして3分程度蒸らす。

point

飲むときに香りをかぐと、さらにスッキリした気分になります。

ムカムカをすっきりさせる塗布

材料

ペパーミント精油 ････････････ 2滴
スイートアーモンドオイル ････ 10mℓ

方法

キャリアオイルに精油を混ぜて、オイルを作る。手に取ってデコルテに塗る。

point

保存容器に入れれば携帯できるので、吐き気がしたら塗布を。みぞおちをトリートメントするのも有効です。

便秘

症状

腸が緊張したり弛緩して、便秘が起こる

食物繊維や水分不足、運動不足、ストレスなどが原因で、排便が困難になる便秘。ひどくなると腹痛やおなかの張り、イライラといった自覚症状を伴います。特に女性は便意をもよおしたときに我慢し、排便のリズムが狂ったことで起こる直腸性便秘が多いのが特徴。睡眠不足や多忙によっても起こります。そのほか、ストレスなどで腸が痙攣して起こる過敏性腸症候群に多い痙攣性便秘や、加齢や運動不足が原因で蠕動が低下したことで起こる弛緩性便秘もよくあります。

対処法

生活を見直し、便秘薬の代わりにハーブや精油を

便秘の解消にはきちんとした食生活と、十分な睡眠、適度な運動、また、ストレスをためないようにすることも重要です。便秘になるとすぐに下剤に頼る人も多いようですが、常用するとそれなしでは排せつできなくなり、便秘はどんどん悪化します。腸の蠕動を促すハーブは多くあるので、慢性化する前にそれらを利用して便秘を解消しましょう。また、同様の効果があるペパーミントなどの精油でおなかをトリートメントするのも、便秘改善に効果があります。

腹痛が起こりづらい下剤

近年腹痛を伴いにくい下剤として、酸化マグネシウム入りのものが市販されています。酸化マグネシウムは腸管内で水分を吸収する作用があるため、結果として便がやわらかくなり、排便を促すのです。直腸を無理やり動かさないため、腹痛が起きにくい下剤です。

対処法

便秘を改善するさまざまなハーブ

タンポポには根にイヌリンという成分が含まれており、便をやわらかくする作用があります。腹痛を起こさず、穏やかに効果を発揮するのも特徴。タンポポを焙煎したものがタンポポコーヒーとして市販されているので、利用するとよいでしょう。また、腸管の運動を促進する作用があるレモングラスやミントも、便秘改善に有効です。

そのほか、水溶性食物繊維と同様に、水を吸って膨らむことでかたい便をやわらかくし、排便をスムーズにするサイリウムやフラックスの種子も、便秘に効くハーブとして海外では有名です。サイリウムはサプリメントとして流通していますが、フラックスは日本ではなかなか手に入りにくいのが現状です。

腸の動きをよくするアロマトリートメント

材料

ペパーミント精油 ・・・・・・・・・・・・ 2滴
スイートアーモンドオイル ・・・・・ 10mℓ

方法

キャリアオイルに精油を混ぜて、トリートメントオイルを作る。手に取り、腸の向き（時計回り）に円を描くようにおなかをやさしくさする。

point

あまり強く押さずに、軽くさする程度にしましょう。同じく便意を促す効果のある、オレンジ・スイートなどをプラスしてもよいでしょう。

おなかをスッキリさせるハーブティー

材料（1人分）

レモングラス ・・・・・・・・・・・・ 1/2つまみ
ミント ・・・・・・・・・・・・・・・・・ 1/2つまみ

方法

ティーポットにハーブを入れてお湯を注ぎ、ふたをして3分程度蒸らす。

point

便秘の解消には、水分をたくさんとることが大切です。水分補給に、ハーブティーをたっぷり飲みましょう。

下痢

症状

精神的ストレスをはじめ下痢の原因はさまざま

食あたりや食中毒、消化不良、冷たいものなどの過剰摂取、体質、寒さによるものなど、下痢の原因はさまざま。一時的なものであれば、いずれおさまります。

また、精神的ストレスや、不規則な生活も下痢の原因のひとつ。それらによって腸の機能が乱れると、大腸で腸内の水分が十分に吸収できなくなります。すると、便の水分が多くなり、下痢が起きるのです。精神的ストレスが関係する下痢は、過敏性腸症候群（71ページ参照）が代表的です。

対処法

ローズヒップなどに下痢を和らげる効果がある

急な下痢は、体に有害なものを早く外に出すために起こるので、薬をのんで無理に止めるべきではありません。水分をたっぷりとり、安静にしているのがいちばんです。

精油で下痢に直接効くものはありませんが、ハーブはいくつかあります。たとえばローズヒップ。穏やかではありますが、下痢を和らげる収斂《しゅうれん》作用があります。腹痛を伴う下痢には、カモミール・ジャーマンやフェンネルをブレンドすると効果がアップ。腹痛が強いときは、リコリスを加えるとよいでしょう。

腸管免疫を高めて、下痢を予防

便通の異常が起きたときは、腸内の善玉菌が減っている状態。腸管免疫を高めれば、下痢や便秘の予防になります。ぬか漬けなどの漬け物には、植物性乳酸菌が多く、有効。また、バナナなど、オリゴ糖が豊富な食物も善玉菌を増やすのに役立ちます。

風邪による下痢には、主にサプリメントで用いるゴールデンシールが有効です。

また、早朝に腹痛と下痢でよく目を覚ます人はナツメグを。おろし金で削って紅茶などに加えたり、シチューやカレーなどの料理に加えます。ナツメグは冷えによる下痢にも効果を発揮します。精神的なストレスが原因で繰り返し起こる下痢の多くは過敏性腸症候群によるものなので、70－75ページ「胃腸の不快感」の項目も参照してください。

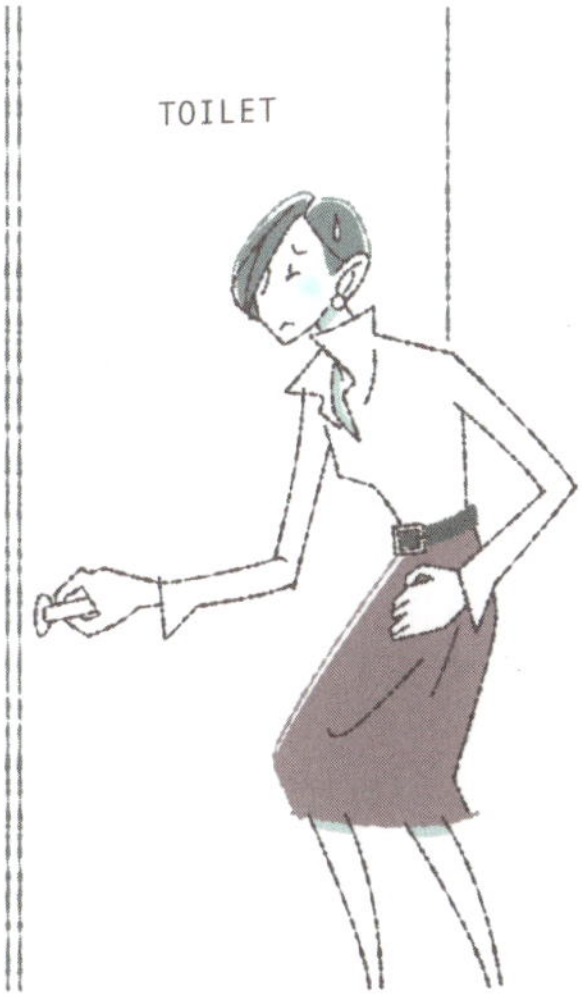

ストレス性の下痢にも効果的なハーブティー

材料（1人分）

カモミール・ジャーマン・・・・1/2つまみ
フェンネル・・・・・・・・・・・・・・・・・少々
リコリス・・・・・・・・・・・・・・・・・・・少々

方法

ティーポットにハーブを入れてお湯を注ぎ、ふたをして3分程度蒸らす。

point

ストレスを強く感じているときはカモミール・ジャーマンを多めに加えるとよいでしょう。水分補給にたっぷり飲んでください。

腹痛を伴う下痢に効くハーブティー

材料（1人分）

ローズヒップ・・・・・・・・・・・・1/2つまみ
リコリス・・・・・・・・・・・・・・・・1/2つまみ

方法

ティーポットにハーブを入れてお湯を注ぎ、ふたをして3分程度蒸らす。

point

酸味のあるローズヒップに、甘みの強いリコリスがマッチ。リコリスはストレス性の胃痛を和らげる効果もあります。

日常的な体の不調

起立性調節障害

症状対処法

自律神経のコントロールが体の成長に追いつけずに起こる

たちくらみやめまい、寝起きが悪い、疲れやすいなどの症状を訴える病気で、成長の著しい思春期に多く見られます。精神的ストレスが原因だと誤解されがちですが、起床時に副交感神経から交感神経への切り替わりがうまくいかないために起こり、20代頃まで症状が続く人もいます。

改善には、自律神経の切り替わりをよくするケアを。起床時に部屋にレモンやグレープフルーツなどの精油入りスプレーをひとふきすると、目覚めがよくなります。

目覚めをよくするスプレー

材料

レモン精油 ………… 10滴
無水エタノール …… 10mℓ
精製水 ……………… 40mℓ
保存容器（スプレータイプ）

方法

保存容器に精油とエタノールを入れて混ぜ、精製水を加えて混ぜる。

point

精油はグレープフルーツでもOK。人に向けて散布しないようにしましょう。

シャキッとする冷湿布

材料

ローズマリー・シネオール精油 …… 1滴

方法

洗面器などに冷水を張り、精油を落としてよく混ぜ、タオルや布に含ませる。よく水けをしぼったら、しばらく顔にのせる。

point

精油はティートリーでもかまいません。目をつぶり、目に入らないように気を付けて行いましょう。

橋口先生が診た症例

起立性調節障害を克服する朝のセルフケア。

（中学1年生の女の子・Sさん）

起立性調節障害を起こす人は、40～50人にひとりの割合といわれています。朝に不調が起こることから社会生活への適応が難しくなり、精神的ストレスに発展するケースが多いのも特徴。しかし、もともとは精神的な問題とは関係のない不調です。

今回の症例は、中学1年生の女の子。Sさんは学校で朝礼中に倒れたり、朝だるくて気持ちが悪くなったりするということで来院されました。お母さんは、「朝具合が悪いのは学校へ行きたくないからでは……」と心配していたようですが、本人は不調が起こるまでは楽しく学校生活を送っていたようでした。しかし、部活動で忙しく、睡眠時間が短くなっていたそうで、交感神経へうまく切り替わることができなくなっていました。さらに、急激に身長が伸びたため、体の成長に神経システムが追いつけなくなっていることも、不調の原因だったよう。そこで治療と並行して朝の交感神経をシャキッとさせ、活動モードになれるセルフケアを指導しました。

朝はまず、ベッドで柑橘系のフレッシュジュースを飲んで、香りをかいで目を覚まします。それからローズマリー・シネオールかティートリーの精油を落とした冷水で洗顔。シャキッとする強い香りをかぐことと冷たい刺激とで、交感神経を刺激します。そして空腹感が出てきたら朝食を食べてブドウ糖を補い、脳の活気を促進。この工程を、時間的余裕をもって行うことをすすめました。お母さんの手助けで毎朝これを続けたSさんは、やがて倒れることもなくなり、改善に向かっています。

日常的な体の不調

眼精疲労

症状対処法

ドライアイや筋肉の緊張を精油やハーブで和らげる

長時間パソコン作業などをして目を酷使するとまばたきが減り、目が乾いてしまいます。また、焦点を合わせるために使われる目の筋肉が疲れることも、眼精疲労の一因です。これらを解消するには、目の周辺の筋肉を温めること。リラックス効果があるラベンダーやカモミール・ローマン、オレンジ・スイートなどの精油で目に温湿布をすると、血行がよくなり、一時的に症状が和らぎます。

ハーブティーで精神的なリラックスをはかるのも、筋緊張の緩和に有効。もうひと仕事したいときはミントやレモンバーベナを。一日の終わりにはリラックス作用が高いカモミール・ジャーマンが効果的です。肩こりや緊張型頭痛も同時に起こりやすいので、56－61ページ「頭が痛い」や166－167ージ「腰痛、肩こり」の項目も参照してください。

眼精疲労を和らげる温湿布

材料

ラベンダー精油 ・・・・・・・・・・ 2滴

方法

洗面器などに適温のお湯を張り、精油を落としてよく混ぜ、タオルや布に含ませる。よく水けをしぼったら、しばらく目の上にのせる。必ず目は閉じて行うこと。

洗眼や点眼にハーブが使われるヨーロッパ

ヨーロッパでは、点眼や洗眼にもハーブを使用することがあります。使用するハーブは、カレンデュラやカモミール。これを精製水で薄く煮出し、ペーパーフィルターでこして、細かいゴミを取り除きます。それを冷まして洗眼したり、点眼したりします。

口内炎

症状対処法

カモミールティーやティートリーでケア

口内炎は、口の中の粘膜に起きるあれやただれなどの炎症です。もっとも多いのはヘルペスウイルスによるもの。ビタミンB群不足によるものは、実は多くありません。ヘルペスによる口内炎は、発熱時や疲労時、紫外線を長時間浴びたとき、過度のストレスがあるときなどに出やすく、繰り返し口内炎が起こるときは免疫力が低下している可能性があります。62-67ページ「風邪の症状」の項目を参照して、免疫力を高めましょう。

できてしまった口内炎のケアには、粘膜の保護作用があるカモミールティーを冷まして口に含むのが効果的。もちろん、予防にもなります。また、抗炎症作用があり、傷の治りを促すティートリーの精油を少しだけ綿棒につけ、患部に直接つける方法もあります。ただし味が苦いので、子どもには不向きです。

口内炎の炎症を鎮めるカモミールティー

材料（1人分）

カモミール・ジャーマン　・・・　1つまみ

方法

ティーポットにハーブを入れてお湯を注ぎ、ふたをして3分程度蒸らす。これを冷まし、口によくふくませてから飲む。

歯肉炎も不調のサイン

口の中には、細菌が多く存在します。しかし、唾液や口腔粘膜には強力な抵抗力があります。そのため、体の健康状態が良好であれば、細菌を寄せつけません。しかし、体の抵抗力が弱まると口腔の抵抗力も弱まり、歯みがきをしていても歯肉炎が起こりやすくなります。

痔

症状対処法

肛門や肛門周辺の病気。便通をよくすることが大事

痔にも種類があり、主に痔核（いぼ痔）や裂肛（切れ痔）、痔ろう（あな痔）の3種類。いずれの場合も予防や改善には、便通の改善が大切です。78－79ページ「便秘」や80－81ページ「下痢」を参照して、改善しましょう。

肛門周囲のうっ血が症状を悪化させるので、血行をよくする座浴やアロマバスが有効です。また、精油を使った軟こうを塗布するのも効果があります。いずれも精油は、うっ血を改善するサイプレスや、血行を促進するジュニパーなどが有効です。

肛門のうっ血を防ぐ座浴

材料

サイプレス精油 ･････････ 3滴

方法

大きめの洗面器にお湯を入れ、精油を落としてよく混ぜて、おしりをつけます。

point

全身をつけるアロマバスでもかまいません。精油成分を皮膚から吸収させるために、入浴後にシャワーを浴びないようにしましょう。

治りが早くなる塗布

材料

ジュニパー精油 ･････････ 1滴
みつろう ･･････････････ 約20g

方法

みつろうを湯せんなどで溶かし、少し冷めたら精油を加えて混ぜ、肛門に塗る。

point

精油は揮発しやすいので、なるべくそのつど作りましょう。みつろうの代わりに、シアバターを使ってもOK。キャリアオイルでもよいですが、保護効果はやや劣ります。

日常的な体の不調

カンジダ症

症状対処法

ティーツリーがカンジダの増殖を予防

常在菌の真菌（かび）であるカンジダ・アルビカンスが増殖して発症するカンジダ症。主な原因は免疫力の低下ですが、性交渉や抗生物質の服用なども発症のきっかけになります。男性は感染しにくいですが、女性はしばしば繰り返す人も。赤ちゃんでは、おむつかぶれと併発することもあります。

女性の性器カンジダ症では、ヨーグルト状のおりものが大量に出たり、外陰部にかゆみを生じたりします。抗真菌剤の膣剤や塗り薬でよくなりますが、繰り返しやすいので、カンジダの増殖を抑えるために、抗真菌作用があり、免疫力を高める効果もあるティートリーを役立てましょう。アロマバスでもかまいませんが、入浴の最後に洗面器のお湯に精油を1滴落として患部にかけたり、膣洗浄を行うとより効果的です。

カンジダ症を予防する膣の洗浄

材料

ティートリー精油‥‥‥‥‥　1滴

方法

約1ℓの水に精油を落としてよく混ぜ、ビデ容器に入れて膣を洗浄する。ただしやりすぎはよくないので、毎日ではなく、月経後や性交渉後にとどめて。

性器カンジダ症は、特に妊婦に多い？

妊娠中はカンジダ症が多いといわれますが、それほど大きな差があるわけではありません。感染率は非妊婦で15％、妊婦で20％と、妊婦のほうがやや高いという程度。妊婦は赤ちゃんの感染予防のためにさまざまな検査を行うので、カンジダ症が発覚しやすいということでしょう。

膀胱炎

症状 繰り返しやすく、女性に多い泌尿器疾患

残尿感があったり、排尿時に痛みを伴ったりする膀胱炎《ぼうこうえん》。大腸菌などの細菌に感染して起こり、尿意を我慢したり、抵抗力や免疫力が低下すると発症しやすくなります。女性のほうが発症しやすいのは、男性より尿道が短く、外部の細菌が侵入しやすいからです。

また、加齢による萎縮性の外陰炎が起きているときは、細菌への抵抗力が低下しているため、膀胱炎が起きやすくなります。こういった細菌性の膀胱炎には、抗生物質による治療が必要です。まずは受診しましょう。

対処法 尿を大量に出して菌を追い出す

膀胱炎は、膀胱や尿道の雑菌を追い出すことが肝心。症状が軽い場合は水分を多めにとり、頻繁にトイレに行くと改善がのぞめる場合も。ハーブは尿量を増やし、利尿作用があるネトルやタンポポが有効です。カフェインにも利尿作用がありますが、膀胱への刺激があり、残尿感を感じやすくなってしまうので、避けましょう。また、抗菌作用のあるクランベリーには、菌が尿路に付着するのを予防する効果があります。ジャムやジュース、サプリメントで摂取できます。

大腸菌は耐性化しやすい

膀胱炎の原因菌でもっとも多いのは、大腸菌。細菌感染なので抗生物質が効きますが、大腸菌は耐性化（抵抗力をもつこと）しやすいので、頻繁に服用すると耐性化を助長して、かえって治療を難しくしてしまうこともあります。薬に頼りすぎないためにも、ハーブによるセルフケアが重要です。

トイレに行く回数を増やすハーブティー

材料（1人分）

タンポポ……………… 1つまみ

方法

ティーポットにハーブを入れてお湯を注ぎ、ふたをして3分程度蒸らす。

point

たくさん尿を出す習慣は、膀胱炎の予防になります。ハーブティーをたっぷり飲み、尿量を増やしましょう。

お風呂上りに行う外陰部の洗浄

材料

ティートリー精油…………… 1滴

方法

入浴後、洗面器にお湯を入れて精油を落とし、それを外陰部にかける。

point

洗面器にお湯を張って行う、座浴でもかまいません。

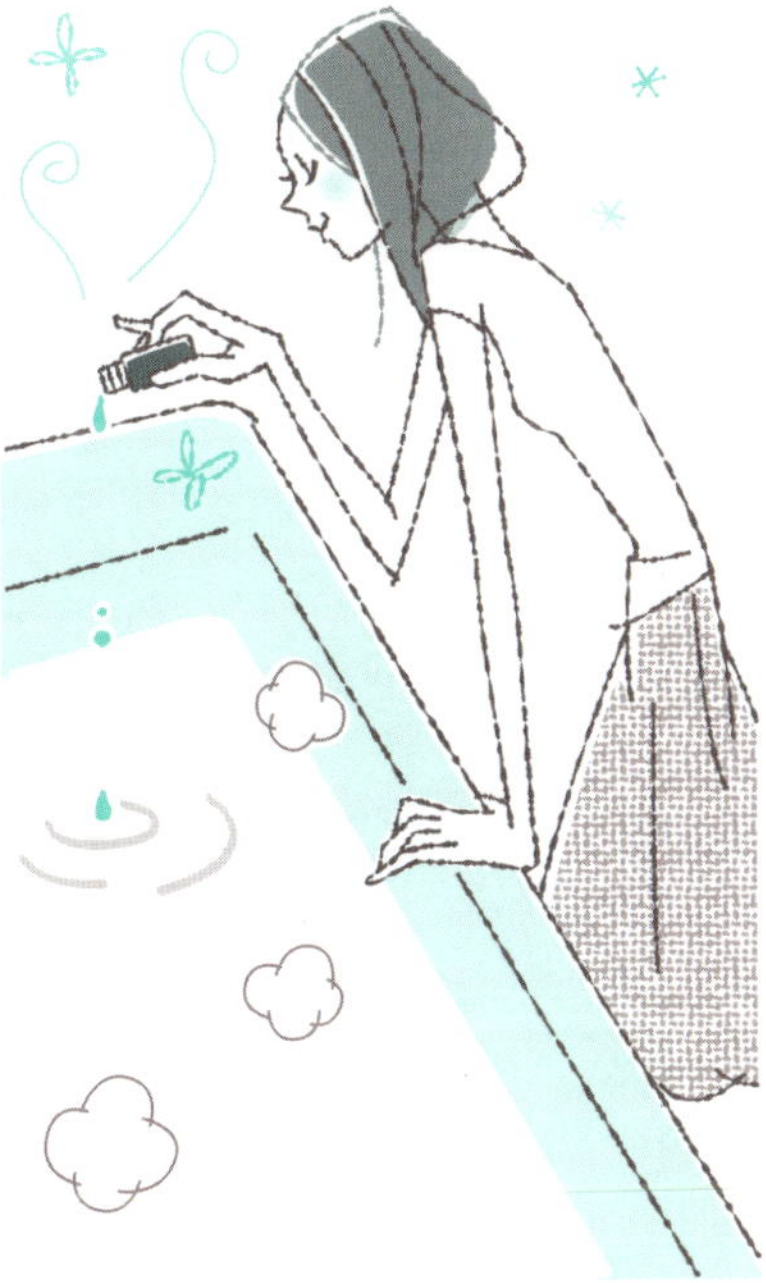

膀胱炎の再発を防ぐ毎日のアロマバス

材料

ティートリー精油…………… 2滴
ラベンダー精油…………… 1滴

方法

精油を湯ぶねに入れてよく混ぜ、入浴する。

point

皮膚の善玉菌を維持することも大切なので、毎日の入浴は欠かさずに。抗菌作用のあるティートリーと、抗菌、鎮静作用のあるラベンダーでリラックスを。

アレルギー症状

不快なアレルギー症状やそれによるイライラに、精油やハーブを。

免疫の過剰反応が原因で起こるアレルギー

日本人の約半数は花粉症やアトピー性皮膚炎、喘息など、なんらかのアレルギーがあるといわれています。その要因として考えられているのは、欧米化した食生活や環境の変化、あまりにいき過ぎた清潔志向、過度のストレスなどさまざまです。

もともと人間には、体内に異物が侵入した場合、それを排除しようとする免疫システムが備わっています。しかし、その免疫システムが何らかの原因で過剰に働くと、ヒスタミンなどの生理活性物質が放出され、本来は人体に無害な異物に対しても攻撃してしまうことがあります。これが「アレルギー」といわれる反応です。

アレルギーのもととなるものを「アレルゲン」といいますが、食べ物や花粉、ほこりなどさまざま。そして、どの物質がアレルゲンになるかは人によって異なります。

免疫システムを正常な状態に戻すためには、治療とともに長期間にわたる生活習慣の改善が重要です。特に睡眠不足はさまざまな不調の原因になるので、睡眠の質を高める精油やハーブを取り入れて、日頃から十分な休息を取ることを心がけましょう（118－121ページ参照）。

突然発症する花粉症

アレルギーの代表ともいえるスギ花粉症は、突然発症することがあり、その多くは花粉が大量に飛散した年に起こります。それは、数シーズンにわたって蓄積された花粉が、許容量を越えてしまったから。しかし、同じ地域に10年以上住み続けている場合は、突然発症することはまれです。

ストレスは大敵！精油やハーブでリラックスを

アレルゲンが特定できている場合は、それを避けることが症状緩和につながります。しかし、アレルゲンが多数あるケースなど、避けられない場合も多く、症状を軽減させる治療が中心になります。

アレルギーの薬を服用している場合も、抗アレルギー作用や抗炎症作用があったり、かゆみや鼻炎などの症状を緩和したりする精油やハーブを併用してもかまいません。さらに、不快なアレルギー症状が長期間続くとストレスがたまり、免疫系に影響してアレルギー症状が悪化するという悪循環に陥りがちです。そのため、アレルギーが重い人は、日頃からリラックス効果のある精油やハーブでメンタルケアをすることも大切なのです。

「アレルギー症状」に効く主な精油・ハーブ

※喘息に効く

精油 カモミール・ジャーマン、ティートリー、フランキンセンス、ユーカリ・グロブルス、ラベンダー

ハーブ カモミール・ジャーマン、タイム、チャ

※花粉症に効く

精油 ティートリー、ペパーミント、ユーカリ・グロブルス

ハーブ エキナセア、エルダー、シソ、ネトル、フラックス、ミント、レモンバーベナ

※アトピー性皮膚炎に効く

精油 カモミール・ジャーマン、ティートリー、フランキンセンス、ラベンダー、レモンバーム

ハーブ エルダー、カモミール・ジャーマン、カレンデュラ、シソ、タンポポ、ネトル、フラックス、リコリス

喘息

症状 喘鳴やせきの発作を繰り返す喘息

喘息《ぜんそく》は、気管支や肺の気道部分に、慢性的な炎症が見られる病気。発作的に気管支が収縮し、激しいせきや喘鳴《ぜんめい》、呼吸困難などが繰り返し起こります。

喘息の発作は、アレルゲンが体内に入ったことによるアレルギー反応で起こるほか、風邪、気圧や気温の変化、運動なども引き金になります。発作を防ぐには、病状に応じた治療を受けることが重要。そのうえで、自分の免疫システムを正常化する、ストレスや睡眠不足を解消するセルフケアが役立ちます。

対処法 去痰作用や鎮咳作用のある精油の塗布を

喘息の激しい発作が起こると、日常生活を送るのも困難になります。そのため、薬による治療は不可欠ですが、精油やハーブによるセルフケアを加えれば、より症状の緩和が期待できます。

ストレスは免疫系に悪影響を与え、喘息の症状を悪化させるので、普段からストレスをためないようにすることも重要。アロマセラピーやハーブティーを利用して、リラックスできる時間を意識的に作りましょう。その際は、作用などはあまり気にせず、自分がいち

喘息発作時のうがいはNG！

喘息の発作時は気道の過敏性が高まっているので、上を向くだけで刺激になり、せきこんでしまいます。そのため、発作が起きているときのうがいは避けたほうがよいでしょう。のどを潤すためには飲み物を飲んだり、飴をなめたりするのが、最善の策といえます。

ばんリラックスできると感じる精油やハーブを選ぶのがよいでしょう。

精油で有効なのは、去痰作用のあるユーカリ・グロブルスです。蒸気吸入は呼吸器系のセルフケアに適していますが、喘息の場合はむせてしまう可能性があるので、避けたほうが無難。キャリアオイルで希釈して、デコルテに塗布すると、発作の緩和になります。

また、喘息の発作時にはカモミールティーでたっぷり水分補給をしましょう。カモミール・ジャーマンには粘膜保護作用や抗炎症作用があるので、のどを潤してくれます。さらに鎮静作用にも優れているため、不快症状によるストレスも緩和。特に子どもは発作によって強い不安や緊張を覚えるので、カモミールティーで落ち着かせてあげましょう。大人は、気管支を拡張する作用のある成分を含む緑茶や紅茶で水分補給するのも有効です。

発作のストレスを解消するアロマバス

材料

ラベンダー精油…………1～3滴
天然塩…………………ひとつかみ

方法

天然塩に精油を入れてよく混ぜ、湯ぶねに入れてよく混ぜて入浴する。

point

発作で筋肉もこっています。ゆっくりと香りを吸入し、心身の緊張をほぐしましょう。使用する精油は、リラックス効果の高いものを。ラベンダーにこだわらず、自分が好きな香りのものを選ぶとよいでしょう。

せきやのどの不快感を緩和させる塗布

材料

ユーカリ・グロブルス精油……2滴
スイートアーモンドオイル……10mℓ

方法

キャリアオイルに精油を混ぜて、オイルを作る。手に取ってデコルテに塗る。

point

保存容器に入れれば、携帯できます。1日2～3回程度塗りましょう。去痰作用に優れているユーカリ・グロブルスには、リフレッシュ効果もあります。

アレルギー症状

花粉症

症状

不眠や集中力の低下も引き起こす花粉症

スギやヒノキ、ブタクサ、イネなど、花粉症のアレルゲンとなる植物は多くありますが、日本人に圧倒的に多いのはスギが原因の花粉症。症状としては、くしゃみ、鼻水、目のかゆみなどが代表的です。これらの症状が原因で熟睡できなくなったり、集中力が落ちたり、だるさを感じたり、熱っぽくなったりすることもあり、日常生活に支障をきたします。

花粉症はアレルゲンとなる花粉が飛散する時期に発症するので、アレルゲンが特定できていたら、その時期が来る前に対処を。

対処法

症状を緩和させるセルフケアを習慣に

花粉症の症状を引き起こしているのは、ヒスタミンなどの生理活性物質。そのため、薬による治療では抗ヒスタミン剤や、ヒスタミンの遊離を防ぐ抗アレルギー剤が使われます。特効薬となる精油やハーブはありませんが、つらい症状の緩和には有効です。

鼻づまりを和らげたいときには、清涼感があるペパーミントやユーカリ・グロブルスの精油が効果的。温湿布を鼻にのせるとすっきりします。また、ミントティーを飲むのも、鼻づまりの解消になります。

植物にも含まれているヒスタミン

生のネトルの葉にはとげがあり、触ると痛がゆくなります。これは、とげにアレルギー症状の原因物質であるヒスタミンが含まれているから。しかし、ハーブティーとして飲んでもアレルギー症状が出ることはなく、花粉症の症状を緩和するといわれています。

アレルギー性鼻炎や結膜炎が起こっているときは、鼻腔や目の粘膜の血管が拡張しています。粘膜の血管が拡がると、水分がしみ出して鼻水が出たり、粘膜がむくんで鼻づまりになったりするのです。この粘膜のむくみをとる効果があるハーブがネトル。さらに抗アレルギー作用もあるので、花粉が飛散する前からハーブティーとして飲むとよいでしょう。のどや鼻の不快感を和らげる、ミントやレモンバーベナをブレンドすると飲みやすく、相乗効果も期待できます。

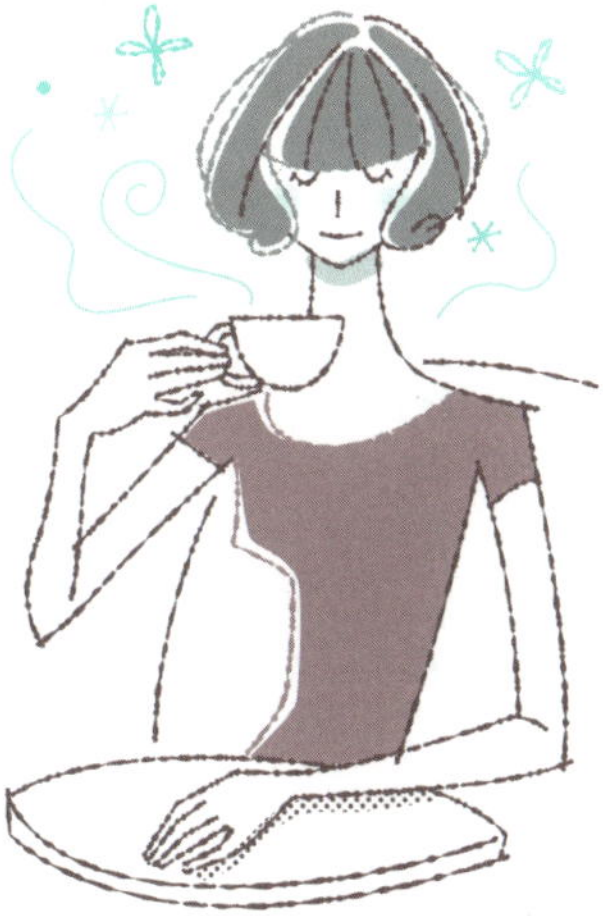

花粉症の鼻づまりを解消する温湿布

材料

ペパーミント精油 ・・・・・・・・・・・・ 2滴

方法

洗面器などに適温のお湯を張り、精油を落としてよく混ぜ、タオルや布に含ませる。よく水けをしぼったら、しばらく鼻の上にのせる。

point

温湿布は目を閉じて行いましょう。精油はユーカリ・グロブルスでもかまいません。キャリアオイルで希釈してオイルを作り、デコルテに塗布するのも効果的です。

粘膜のむくみを和らげるハーブティー

材料（1人分）

ネトル・・・・・・・・・・・・・・・・・1/2つまみ
ミント・・・・・・・・・・・・・・・・・1/2つまみ

方法

ティーポットにハーブを入れてお湯を注ぎ、ふたをして3分程度蒸らす。

point

飲むときは蒸気を吸入しながら飲むと、鼻がすっきりします。味が苦手な場合は、レモンバーベナをブレンドすると飲みやすくなります。

アレルギー症状

アトピー性皮膚炎

症状

成人以降の発症も多く、強いかゆみがストレスに

皮膚に赤い発疹ができ、強いかゆみを伴うアトピー性皮膚炎。乳幼児期に始まることが多く、食物アレルギーが原因の場合、多くは1歳までに発症します。しかしもっとも多いのは、1歳以降に発症する乾燥肌が原因のもの。皮膚には刺激から体を守るバリア機能がありますが、1歳以降は肌が乾燥しやすいため、皮脂の分泌量が少ないとバリア機能が低下してしまうため、アトピー性皮膚炎になりやすいのです。

成長とともに改善する例もありますが、成人になって再発したり、新たに発症するケースもあります。症状を悪化させる要因として考えられるのは、ストレスや疲労。緊張時は血流が悪くなるため、皮膚の乾燥が悪化したり、皮膚炎が起きたときの修復機能が悪くなったりするのです。さらに強いかゆみは、相当のストレスになるため、悪循環に陥りがち。そのため、セルフケアではストレス緩和が重要です。そこで役立つのが、リラックス効果と抗炎症作用をあわせもつ精油やハーブ。精油であればラベンダー、ハーブであればカモミール・ジャーマンが代表的です。これらには同時に安眠効果もあるので、かゆみが原因で眠れないときにも効果を発揮します。

アトピー性皮膚炎の人の入浴法

アトピー性皮膚炎の場合、皮膚を潤わすためにも入浴は重要。しかし、入浴後はかゆみが増すため、なかなか気が進まないものです。そんなときは、抗炎症効果のあるカモミールやカレンデュラのハーブを煮出した液をプラスして。精油やハーブを加えることで、お湯による皮膚刺激も減少します。

対処法

症状がひどくなければ精油を使用したケアを

アトピー性皮膚炎では、皮膚に悪玉の黄色ブドウ球菌が増えて悪化することがあるため、悪玉菌を抑えて皮膚の免疫状態を改善する抗菌作用のあるティートリーやラベンダーの精油が役立ちます。乾燥がひどいときは皮膚の保護作用が強いホホバオイル、かゆみが強いときは炎症を鎮める効果があるグレープシードオイルを使い、オイルを作ります。塗り薬を使う場合は、薬を塗った上からオイルを塗ると、保湿効果がアップ。ただし、薬の吸収が変わることもあるので、主治医に相談を。

皮膚炎がひどいときや、人によっては、精油が刺激になって悪化することも。皮膚炎のないところでパッチテストをして、ようすをみてから行いましょう。

かゆみを和らげるアロマバス

材料

ラベンダー精油 ・・・・・・・・・・・・・・・ 1滴
カモミール・ジャーマン精油・・・・・ 1滴
天然塩 ・・・・・・・・・・・・・・・・ ひとつかみ

方法

天然塩に精油を入れてよく混ぜ、湯ぶねに入れてよく混ぜて入浴する。

point

ゆっくりと香りを吸入し、リラックスしましょう。また、精油は一種類でもかまいません。ほかの精油を使用するときは、皮膚刺激の少ないものを選んで。皮膚の状態が悪いときは、精油の使用をやめましょう。

肌を保湿し、かゆみを抑えるアロマトリートメント

材料

ティートリー精油・・・・・・・・・・・・・ 1滴
ホホバオイル ・・・・・・・・・・・・・・10mℓ

方法

キャリアオイルに精油を混ぜて、トリートメントオイルを作る。かゆみや乾燥が気になるところに塗り、やさしくさする。

point

入浴をして、肌が潤ってから行いましょう。精油はラベンダーでもよいでしょう。かゆみが強く、皮膚の乾燥が軽い場合は、ホホバオイルの代わりにグレープシードオイルを。必ず事前にパッチテストを行い、皮膚の状態が悪いときは使用をやめましょう。

生活習慣病

悪い生活習慣を変えたいとき、精油やハーブのサポートが役立ちます。

「ムキにならず、開き直らず」がセルフケアのコツ

がんや脳卒中、心臓病、糖尿病、脂質異常症、肥満などは生活習慣病と呼ばれ、日本人の死因の約3分の2は生活習慣病だといわれています。日々の不摂生も原因のひとつではありますが、何より大きな原因は加齢。

例えば閉経後の女性のＬＤＬコレステロール値が上がるのは、加齢による女性ホルモンの減少が原因で、生活習慣や食事内容に関係なく起こります。この場合、極端に厳しい食事制限などをして数値を下げようとムキになるのは逆効果。このような精神状態では交感神経が緊張して、狭心症発作などのリスクが高まってしまいます。だからといって「もう年だから仕方ない」と開き直って対処を怠れば、数値はますます上昇し、ほかの生活習慣病も併発しかねません。

加齢を食い止めることはできません。しかし、うまく折り合いをつける方法を覚えれば、健康を維持できます。生活習慣病のセルフケアでは、ムキになって加齢による不調をコントロールしようとしたり、逆に開き直って不摂生な生活を送ったりせず、長く続けることが大切です。生活習慣病による不調と向き合うためのサポートとして、精油やハーブをじょうずに取り入れていきましょう。

ストレスは生活習慣病を誘発する

ストレスがたまると、質のよい睡眠がとれなくなったり、暴飲暴食や喫煙にはしりがち。これらはすべて、生活習慣病の引き金となります。精油やハーブをストレスケアに役立てましょう。さらに、ハーブの抗酸化作用が細胞の老化を防ぎ、生活習慣病の予防につながります。

精油やハーブで乱れた生活習慣をサポート

生活習慣病を予防するには、睡眠時間の確保、食生活の見直し、適度な運動などが大切です。しかし、「仕事が忙しくて夕食も遅く、慢性的に睡眠不足」という人も多いでしょう。もちろん生活を改善するにこしたことはありませんが、難しいときは、精油やハーブの力を借りて。安眠効果のあるものや、食欲のコントロールに役立つものなどを取り入れて、健康を維持するセルフケアを行いましょう。

また、たばこはさまざまな生活習慣病の引き金になるので、精油やハーブを役立てて禁煙しましょう。過度のアルコールやカフェインの摂取も問題です。お酒やコーヒーの代わりにハーブティーを飲むだけで、体調がよくなります。

「生活習慣病」に効く主な精油・ハーブ

※ダイエットのサポートに

精油　グレープフルーツ、サイプレス、ジュニパー、ブラックペッパー、ローズマリー・ベルベノン

ハーブ　サイリウム、タンポポ、ネトル、フラックス

※高血圧によい

精油　イランイラン、カモミール・ローマン、クラリセージ、サンダルウッド、シダーウッド・アトラス、フランキンセンス、ラベンダー

ハーブ　クランベリー、チャ、ニンニク、パッションフラワー、ビルベリー、ヤロウ、リンデン、レモンバーム

※脂肪肝によい

ハーブ　アーティチョーク、ウコン、タンポポ、ミルクシスル、リコリス

生活習慣病

太りすぎ

症状

太りすぎは高血圧、糖尿病、高脂血症の危険因子

高血圧、糖尿病、高脂血症などの危険因子となり、「生活習慣病の元」といわれる肥満。日本人の基準ではＢＭＩ値［体重（kg）÷身長（m）÷身長（m）］が25以上の場合、肥満にあたります。皮下脂肪は落ちにくいものの、実害はあまりありませんが、内臓脂肪はつきやすく、落ちやすいのが特徴です。

肥満の主な原因は、食べ過ぎ。加齢による基礎代謝の低下、運動不足も一因です。食事療法、運動療法の補助として、精油やハーブを役立てましょう。

対処法

つらいダイエットの精神面をサポート

「ダイエット＝肉はダメ」と思いがちですが、タンパク質はきちんととったほうが基礎代謝が落ちず、やせやすくなります。まず、アルコールや菓子類を減らして。特に、女性には炭水化物をとり過ぎる人も多いので、食べ過ぎに注意しましょう。

過度の食事制限でストレスがたまり、反動で過食にはしるのは最悪のパターン。ダイエットの成功には、精神状態の安定がカギなので、リラックス効果のある精油やハーブを精神面のサポートとして役立てましょう。

長期的なダイエットなら、失敗が少ない

時間をかけて体重を落とせば、リバウンドしにくくなります。「食事と運動を合わせてマイナス200kcal」を毎日実行すれば、１年間で４～５kg減る計算になります。100kcalはごはんなら半膳分、または30分の早歩きに相当。これなら難しくないはずです。

対処法

代謝をよくする精油やハーブを

精神面でのサポートとは別に、やせやすい体作りに役立つ精油やハーブもあります。精油では、皮下脂肪の代謝を促すグレープフルーツやブラックペッパーが有名です。むくみで体重が増えやすいという人は、余分な水分を排出する作用があるジュニパーやサイプレスなどが、効果を発揮してくれます。これらの精油を使用してトリートメントをすれば、リフレッシュ効果も期待できます。また、ネトルやタンポポなど、むくみ解消に効果的なハーブティーを、習慣的に飲むのもよいでしょう。

便秘もダイエットの天敵なので、便秘がちの人は78－79ページ「便秘」の項目を参照して、排便をコントロールしてください。

代謝を促進するアロマトリートメント

材料

グレープフルーツ精油 ………… 2滴
スイートアーモンドオイル …… 10mℓ

方法

キャリアオイルに精油を混ぜて、トリートメントオイルを作る。手に取り、おなかや足などに塗り、やさしくもみほぐす。

point

入浴をして、血行をよくしてから行うと効果的。グレープフルーツには、空腹感を満たす効果があるともいわれています。ブラックペッパーを使用してもよいでしょう。

むくみやすい人のアロマトリートメント

材料

サイプレス精油 ……………… 2滴
スイートアーモンドオイル …… 10mℓ

方法

キャリアオイルに精油を混ぜて、トリートメントオイルを作る。手に取り、おなかや足など、むくみが気になるところに塗り、やさしくもみほぐす。

point

入浴をして、血行をよくしてから行うと効果的。ダイエットのイライラを解消したいときは、鎮静作用のあるラベンダーなどをブレンドして。サイプレスの代わりにジュニパーを使用しても。

生活
習慣病

高血圧

症状

自覚症状がない高血圧。ストレスで血圧は上昇する

安静時に収縮期血圧（上の血圧）１４０以上、拡張期血圧（下の血圧）90以上が続く状態を高血圧症といいます。多くは加齢による「本能性高血圧症」ですが、高血圧はストレスや遺伝、生活習慣と強い関わりがあります。

高血圧症は40代から増える生活習慣病のひとつで、自覚症状はほとんどないのも特徴。薬物療法や塩分制限などの食事療法が代表的な治療方法です。また、ストレスは血圧を急上昇させるので、精油やハーブで精神状態の安定をはかりましょう。

対処法

リラックス作用があり、血圧上昇を防ぐものが有効

緊張によって血圧が上がる人には、鎮静作用に優れたラベンダーやカモミール・ローマン、クラリセージ、イランイランの精油が役立ちます。イライラしやすい人はフランキンセンスやサンダルウッド、森林浴のような気分が味わえる針葉樹系の精油を。芳香浴やアロマバスはもちろん、心身をリラックスさせるアロマトリートメントがおすすめです。

ハーブでは末梢血管を拡張させるヤロウやリンデン、緊張による血圧上昇を防ぐレモンバームやパッションフラワーが有効です。

生活に支障がなければ、低血圧は問題なし

血圧が基準値を下回っていても、不調を感じなければ問題ありません。むしろ交感神経の過剰反応が少ないということなので、心臓病や脳卒中が起こりにくい体質といえます。しかし朝の目覚めが悪く、なかなか活動できない人は、82-83ページ「起立性調節障害」のケアを行いましょう。

1日の緊張をほぐす アロマバス

材料

シダーウッド・アトラス精油 ‥‥ 3滴
天然塩 ‥‥‥‥‥‥‥‥ ひとつかみ

方法

天然塩に精油を入れてよく混ぜ、湯ぶねに入れてよく溶かして入浴する。

point

天然塩と精油を混ぜ合わせておくと、精油が揮発しにくくなります。ゆっくりと香りを吸いこむと、森林浴をしているようにリラックスできます。

血圧の急上昇を防ぐ アロマトリートメント

材料

ラベンダー精油 ‥‥‥‥‥‥‥ 1滴
クラリセージ精油 ‥‥‥‥‥‥ 1滴
スイートアーモンドオイル ‥‥ 10mℓ

方法

キャリアオイルに精油を混ぜて、トリートメントオイルを作る。手に取り首や肩に塗り、やさしくもみほぐす。

point

緊張しそうなときは、事前にトリートメントで心身をほぐして。頭痛がする場合も、痛みを和らげてくれます。

血圧を安定させる ハーブティー

材料（1人分）

リンデン ‥‥‥‥‥‥‥‥ 1/2つまみ
レモンバーム ‥‥‥‥‥‥ 1/2つまみ

方法

ティーポットにハーブを入れてお湯を注ぎ、ふたをして3分程度蒸らす。

point

高血圧の人はカフェイン飲料をなるべくとらないほうがよいので、コーヒーの代わりにハーブティーを飲むことを習慣にしましょう。

イライラして血圧が 上昇しそうなときの吸入

材料

カモミール・ローマン精油 ‥‥‥ 1滴

方法

ハンカチやティッシュに精油を落とし、鼻に近づけて吸入する。

point

香りが強いと頭が痛くなる場合があるので、精油は少なめに。もちろんびんのふたを取って、直接かいでもかまいません。カモミール・ローマンの香りが苦手なら、自分が好きな香りを選びましょう。

生活習慣病

肝機能の障害

症状　脂肪肝は生活習慣病。お酒や糖分はほどほどに

肝臓は栄養素の代謝や、有害物質の解毒を行う臓器。「沈黙の臓器」ともいわれ、障害があっても自覚症状がまずないのも特徴です。急性肝炎の場合は急にだるくなったり、黄疸が出ることがあります。

　肝機能障害には、脂肪肝や肝炎、肝硬変などがあります。ウイルスや免疫の異常による肝炎は本人のせいではありませんが、もっとも多いアルコール性および、非アルコール性の脂肪肝は生活習慣病です。お酒は適量を守り、糖分のとり過ぎを控えましょう。

対処法　肝臓によいとされるリコリスなどのハーブ

肝臓の保護によいとされるハーブは、リコリス。主成分のグリチルリチン酸は、肝機能障害に使用される薬や注射剤と同様の成分で、弱った肝臓の働きをサポートします。ただし、リコリスは長期にわたって大量にとると害が出るので、摂取量に注意が必要です。

　ほかに、肝臓の保護作用があるといわれる成分は、ミルクシスルに含まれるシリマリンや、アーティチョークに含まれるサイナリン。主に濃縮製剤として流通しており、ヨーロッパでは肝臓の保護剤とされています。

ウコンを飲み過ぎの「免罪符」にしない！

　ウコンには、肝保護作用のあるクルクチミンという成分が含まれているため、二日酔いに効くとされています。ウコンを飲むと二日酔いが軽くなることがありますが、生活習慣病を予防するには、酒量を減らさなければ意味がありません。ウコンを免罪符にして、飲み過ぎないように。

対処法　寝酒の代わりにハーブティーを習慣に

脂肪肝とは、肝臓に中性脂肪が過剰に蓄積した状態のこと。その原因は主に、肥満、糖尿病、アルコールや糖分の過剰摂取です。100－101ページ「太りすぎ」の項目を参照してダイエットをするとともに、食生活も見直しましょう。

「お酒を飲まないと眠れない」という理由で寝る前に飲酒をする人も多いのですが、実は眠りが浅くなり、2～3時間で目が覚めやすく、質のよい睡眠がとれていません。これでは疲れはたまるいっぽう。安眠を促したり、疲れをとったりする精油やハーブはたくさんあるので（118－121ページ参照）、ハーブティーを飲んだり、安眠を促す芳香浴をして、寝酒の習慣を見直しましょう。

寝酒代わりのハーブティー

材料（1人分）

カモミール・ジャーマン……1つまみ
リコリス……少々

方法

ティーポットにハーブを入れてお湯を注ぎ、ふたをして3分程度蒸らす。

point

カモミール・ジャーマンは安眠効果があるので、お酒を飲まないと眠れないという人にぴったり。肝機能をサポートするリコリスは甘みが強いので、ダイエット中で甘いものを控えている人にもおすすめです。

肝機能を強化するハーブティー

材料（1人分）

アーティチョーク……1/2つまみ
カモミール・ジャーマン……1/2つまみ

方法

ティーポットにハーブを入れてお湯を注ぎ、ふたをして3分程度蒸らす。

point

肝機能を保護するとされるアーティチョークですが、苦味があるため、カモミール・ジャーマンなどとブレンドすると飲みやすくなります。

たばこの依存

症状対処法 吸いたくなったら、アロマセラピーでリラックス

「百害あって一利なし」といわれるたばこ。喫煙によって生活習慣病のリスクは跳ね上がり、がんをはじめ、さまざまな病気を引き起こします。女性の喫煙者も増加していますが、胎児の発育不全や不妊を引き起こす原因にもなるのです。さらに美容の大敵でもあり、早く老け顔になってしまいます。

　また、副流煙は他人の健康をも害しますので、自分のためにも家族のためにも、禁煙に踏み切りたいものです。最近は「禁煙外来」もあるので、依存度が高い人は受診をすると、禁煙の成功率が高まるでしょう。

　禁煙中に、吸いたくなったら精油の香りを短時間吸入し、気分転換をはかって。ホッとしたいならラベンダー、頭をクリアにして集中したいならペパーミント、レモン、シダーウッド・アトラスなどがおすすめです。

たばこ代わりの精油の吸入

材料

ペパーミント精油 ……… 1滴

方法

たばこが吸いたくなったら、ハンカチやティッシュに精油を落とし、鼻に近づけて吸入する。びんのふたを取って、直接かいでもかまいません。

禁煙をサポートするハーブティー

「コーヒーを飲むと喫煙したくなってしまう……」という人は、禁煙が成功するまで、コーヒーも控えましょう。その代わりにおすすめなのが、リフレッシュ系のハーブティー。ミントやレモングラス、疲労時にはハイビスカスやローズヒップもおすすめです。

橋口先生が診た
症例

吸いたくなったら精油を吸入。香りの力で、禁煙に成功！

（30代女性・Mさん）

たばこをやめられない理由としては、ニコチン依存の場合と、心理的依存の場合とがあります。ニコチン依存が高い場合は、禁煙外来を受診し、ニコチン置換療法をするとスムーズです。また、心理的依存は、喫煙が生活の一部になっている場合を指し、例えば「食後の一服」「イライラしたときの一服」が習慣化しているケース。Mさんは、心理的依存の典型的な例でした。

もともと別の理由で来院されていたMさんですが、「1日4本のたばこがどうしてもやめられない」と悩んでいるようでした。

話を聞くとニコチンの依存性はかなり低かったので、アロマセラピーを取り入れた禁煙をすすめました。

Mさんがたばこを吸うのは、仕事が始まる前、昼食後、勤務終了後、夕食後の4回。それ以外で吸いたくなることは、あまりないということでした。なかでもいちばん吸いたくなるのは、仕事にとりかかる前。「さあ頑張るぞ！」という、気付けの意味がたばこにあるようでした。そこで、頭をシャキッとさせる精油の吸入をたばこの代わりにすすめました。Mさんが好きだというローズマリーは、まさに最適。もし、ホッとしたいときにたばこを吸う傾向がある場合は、リラックス効果に優れた、ラベンダーなどを使用すればよいのです。

Mさんはいつも精油を持ち歩き、吸いたくなったら精油の香りをかぐ、ということを実行したそう。強い香りを短時間かぐことが気分転換になったようで、案外スムーズに、Mさんの生活からたばこが必要なくなりました。

メンタルの不調

心の疲れはためこまないことが大切。精油やハーブで日々の心のケアを。

ささいなストレスでも侮らず、こまめに解消を

ストレス＝精神的ストレスを思い浮かべますが、私たちの生活には、さまざまなストレスがあります（下記の表を参照）。生きている限りこれらから逃れることはできないので、じょうずに付き合うしかありません。

　ストレスが悪者扱いされるのは、自律神経系とホルモン系に負荷をかけるから。ストレスを強く感じたり、弱くても長引いたりすると体の調節がうまくいかず、恒常性が維持できなくなるのです。すると血圧の異常や胃炎といった体の不調にとどまらず、風邪や口内炎を繰り返すなどの免疫系の異常、さらにメンタル面のさまざまなトラブルが起こります。こういった不調を防ぐためにも、小さなストレスをためないことが大切。精油やハーブが、そのいったんを担ってくれます。

ストレスの種類

物理的ストレス（環境ストレス）
騒音、温度、振動、光、紫外線など

化学的ストレス
食品添加物、たばこ、排気ガス、薬物など

生物学的ストレス
細菌、ウイルス、自己免疫反応、老化など

社会的ストレス
仕事、家庭環境、情報過多など

心理的ストレス
不安、抑うつ、怒り、人間関係の問題など

ストレスにはよい面もある！

　ストレス＝悪者と思われがちですが、常に悪影響を及ぼすとは限りません。例えば新しいことに挑むときはストレスを伴いますが、それは意欲や目標にもなります。このように、ストレスをプラスに作用させれば、生活のよい刺激や成長のバネになるのです。

日々のストレスを解消する精油やハーブの活かし方

運動や旅行、カラオケなど、さまざまなストレスの解消法がありますが、忙しくてなかなかうまい発散方法が見当たらない人も多いでしょう。そんなときこそ、精油やハーブの出番。日々の生活の中に、簡単に取り入れることができます。寝る前にリラックスできるハーブティーを飲んだり、入浴時に好きな香りのアロマバスを楽しんだり……。自分が心地がよいと感じる方法を見つけられれば、手軽にストレスを緩和でき、心身の健康維持に役立てられるのです。

ホッとしたいのか、気持ちを高めたいのか、高ぶった心を鎮めたいのかによって精油やハーブを選ぶとよいでしょう(下記参照)。「自分が好きなもの」というのが大前提です。

「メンタルの不調」に効く主な精油・ハーブ

精油やハーブにはリラックス効果やリフレッシュ効果がありますが、どのようにリラックスしたりリフレッシュしたりしたいかによって、精油やハーブを選べばより効果的。自分の心の状態に合わせて選びましょう。

※優しい気持ちになりたい、ホッとしたいときに

精油　オレンジ・スイート、カモミール・ローマン、ゼラニウム、ラベンダー、ローズウッド

ハーブ　カモミール・ジャーマン、レモンバーベナ

※気持ちを引き立てたい、高揚感を得たいときに

精油　イランイラン、ジャスミン、ネロリ、ローズ

ハーブ　レモンバーム、ローズ、ローズマリー

※高ぶった心を落ち着かせたいときに

精油　フランキンセンス、サンダルウッド、シダーウッド・アトラス

ハーブ　リンデン、パッションフラワー

メンタルの不調

不安、緊張

症状対処法

精油やハーブで日頃のリラックス度を高める

不安や緊張が高まると、動悸や息苦しさ、吐き気などをおぼえることがあります。改善するには一時的な対処だけでなく、日頃のリラックス度を上げることも大切。日常的にリラックス効果の高いカモミール・ジャーマン、パッションフラワー、リンデンや、弱い抗うつ作用のあるレモンバームなどのハーブティーを飲むと、症状緩和に役立ちます。一時的な緊張には、精油の吸入を。気付けとなるようなローズマリー・シネオール、鎮静作用の高いラベンダーなどがおすすめです。

緊張感が高まったときのスプレー

材料

ローズマリー・シネオール精油 ‥ 10滴
無水エタノール‥‥‥ 10mℓ
精製水 ‥‥‥‥‥‥ 40mℓ
保存容器（スプレータイプ）

方法

保存容器に精油とエタノールを入れて混ぜ、精製水を加えて混ぜる。

point

緊張がピークに達したら、スプレーをひとふきしましょう。使用する前は、そのつどよく振って。ただし、人に向けて散布しないように注意しましょう。精油の吸入をするだけでもかまいません。

緊張しやすい人のハーブティー

材料（1人分）

リンデン ‥‥‥‥ 1/2つまみ
レモンバーム‥‥‥ 1/2つまみ

方法

ティーポットにハーブを入れてお湯を注ぎ、ふたをして3分程度蒸らす。

point

緊張しやすい人は、ハーブティーを毎日の習慣にしましょう。ハーブティーの香りをかぐことで、芳香浴の効果もあります。

橋口先生が診た
症例

緊張すると起こる吐き気を、シャキッとする香りで解消。

（20代後半男性・Yさん）

強い不安や緊張を感じると、急に吐き気をもよおすことがあります。それは、緊張によって迷走神経が刺激されるから（76ページ参照）。Yさんもその症状に悩まされており、「たびたび強い吐き気を繰り返すので大学病院で胃の検査をしたが、異常は見つからなかった」と来院されました。

　Yさんが吐き気を起こすのは、主に会議やプレゼンテーションのとき。緊張が原因だと考えられますが、Yさん本人は緊張しやすいという自覚はなく、まさか緊張が原因で吐き気が起きているとは思っていなかったようです。

　このような吐き気は精神安定剤でも予防できますが、症状がそれほど重くなかったため、Yさんと相談してセルフケアで対処することにしました。毎日のケアとしては、リラックス効果のあるカモミール・ジャーマンと、胃腸の蠕動を助けるミントをブレンドして飲むことをすすめました。

　また、会議の前など、一時的に強い吐き気を感じやすいときは、気付けとなる精油を使用するようにアドバイス。香りは本人が好きなものがよいので、ミントガムをよくかむYさんには、ペパーミントとローズマリーをブレンドすることに。男性にも抵抗なく受け入れてもらえる、シャキッとする香りというのもポイントです。これらをキャリアオイルで希釈し、ロールオンボトルに入れて渡しました。

　このオイルを手首の内側に塗って会議の前にかぐことを、数ヶ月間実践したYさんは、しだいに吐き気を感じることがなくなったそうです。

イライラする

症状対処法

心に落ち着きと余裕を与えるセルフケアを

物事が思うように運ばないときは、焦って神経が高ぶり、怒りっぽくなります。こんなときは、鎮静作用のある精油やハーブでささくれ立った心をなだめて。精油は昔から宗教儀式にも用いられてきたフランキンセンスやサンダルウッドの香りが、心を落ち着かせてくれます。気分転換をしたいときは、サイプレスなどの針葉樹系の香りが、森林浴のようなリラックス感をもたらしてくれるでしょう。ハーブティーであれば、リンデンが高ぶった気持ちを鎮めてくれます。

イライラをリセットするアロマバス

材料

サイプレス精油・・・・・・・・3滴

方法

精油を湯ぶねに入れてよく混ぜ、入浴する。

point

イライラしてこり固まった筋肉の緊張をほぐすには、アロマバスがおすすめ。精油を湯ぶねに入れるだけなので、手間がかからないのも、ストレスをためないポイントです。ゆっくりと香りを吸入しましょう。

イライラしやすい人のハーブティー

材料（1人分）

リンデン・・・・・・・・1/2つまみ

レモンバーム・・・・・1/2つまみ

方法

ティーポットにハーブを入れてお湯を注ぎ、ふたをして3分程度蒸らす。

point

イライラしやすいという自覚がある人は、毎日ハーブティーを飲むといいでしょう。香りを楽しむことも大切です。

メンタルの不調

倦怠感がある

症状対処法

セルフケアで心の疲れを癒し、自分を励ます

やる気が出ない、なんとなくだるい……。疲労やストレスが蓄積すると、憂うつな気分が続き、無気力になります。そんなときは、無理にエネルギーを絞り出そうとせず、まずはゆっくり休息をとることが大切です。

　こういうときは自分へのごほうびとしてちょっとぜいたくにローズやネロリ、ジャスミンなどの精油を使用して。心を落ち着かせつつ、気分を高めてくれる効果があります。イランイランでもよいでしょう。部屋に好きな香りを満たし、休息をはかってください。

心を落ち着かせ、高揚感を高める芳香浴

材料

ローズ精油 ………… 2滴

方法

アロマポットなどに精油を落とし、香りを部屋に漂わせる。

point

ローズの精油は高価なので、ローズウッドやイランイランなどを使用してもよいでしょう。芳香浴をしながら、エネルギーを充電しましょう。

気持ちをゆっくり高めるハーブティー

材料（1人分）

ローズ ………… 1/2つまみ

ローズヒップ …… 1/2つまみ

方法

ティーポットにハーブを入れてお湯を注ぎ、ふたをして3分程度蒸らす。

point

バラの香りが深いリラックス効果をもたらしてくれるので、深く香りを吸い込みましょう。

メンタルの不調

疲れやすい

症状

主に寝不足が原因で心身の不調を起こす

なんとなくだるく、やる気が出ない感じが続くことがあります。いちばん多い理由は寝不足。まずは休息することが大切です。

疲労が慢性化しているときは、脳も疲れてうまく働かず、恒常性が維持できなくなります。すると体の不調だけでなく、睡眠障害やうつ病といった心の病気に発展してしまいます。情報過多も脳が疲れる要因のひとつ。携帯電話やインターネットの使用時間を決めるだけでも疲労予防になります。日頃から精油やハーブで疲れをためない工夫をしましょう。

対処法

精油やハーブのリラックス効果で疲労回復をサポート

生活をしていれば、日々疲れるのは当然のこと。回復できれば、何の問題もありません。回復が不十分で、疲労が蓄積していくことが問題なのです。回復力を高めるためにも精油やハーブは役立ちます。精神面を安定させるには、カモミール・ローマンやパッションフラワーのハーブティーを。安眠効果も高いので、睡眠の質を高め、疲労回復の手助けをしてくれます。精油はリラックス効果が高いラベンダーや、サイプレスなどの針葉樹系のものが向いています。

疲労の原因によって、精油やハーブを選ぼう

疲労の原因はさまざま。何が原因か見極めることが大切です。不眠が原因なら118−121ページ「睡眠のトラブル」、緊張感が続いて疲れているときは110−111ページ「不安、緊張」などを参照して効果的な精油やハーブを選ぶことで、不調にもじょうずに対処できるでしょう。

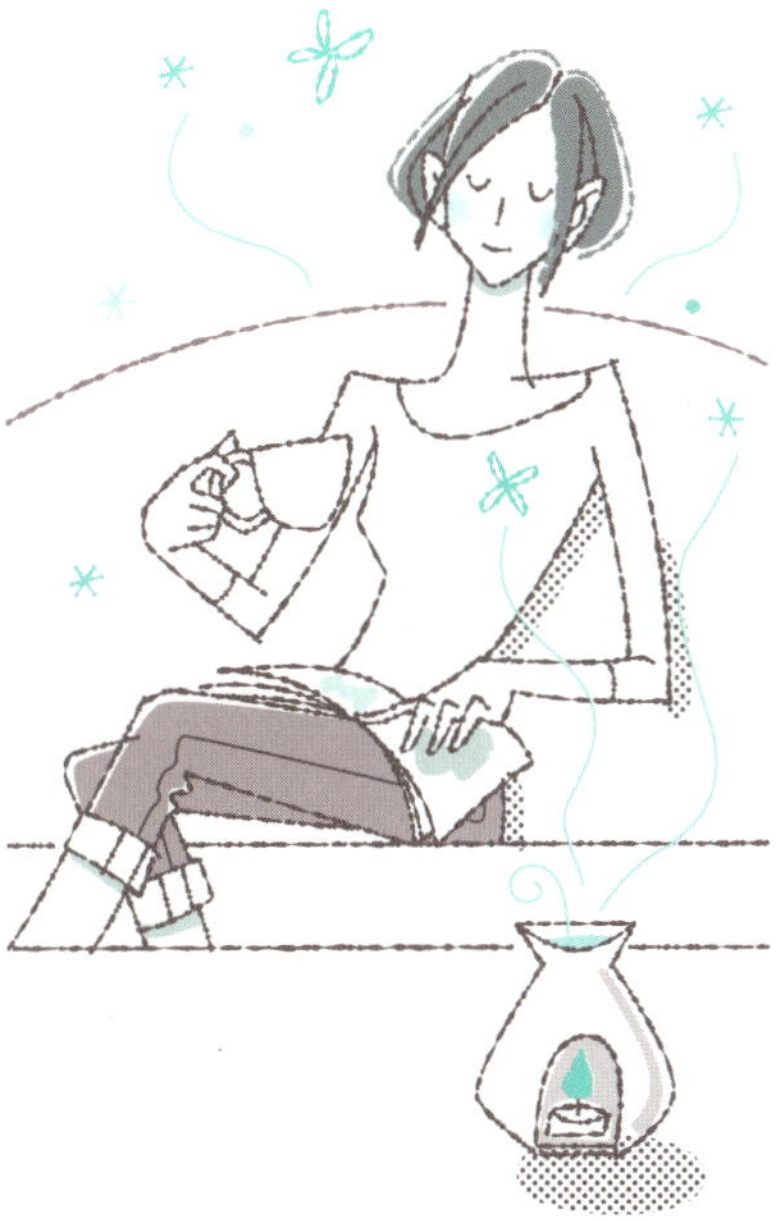

疲れを回復させる リラックス芳香浴

材料

ラベンダー精油・・・・・・・・・・・・・・3滴

方法

アロマポットなどに精油を落とし、香りを部屋に漂わせる。

point

弱い香りをゆっくりかぐほうが、リラックス度が高まります。精油はオレンジ・スイートでもよいでしょう。

疲労の回復力を 高めるハーブティー

材料（1人分）

カモミール・ローマン・・・・・1/2つまみ
パッションフラワー・・・・・・・1/2つまみ

方法

ティーポットにハーブを入れてお湯を注ぎ、ふたをして3分程度蒸らす。

point

寝る前に飲むとぐっすり眠れて、疲れがとれます。香りを吸い込み、リラックスしましょう。

疲れをリセットする アロマバス

材料

サイプレス精油・・・・・・・・・・・・・・3滴
天然塩・・・・・・・・・・・・・・・・ひとつかみ

方法

天然塩に精油を入れてよく混ぜ、湯ぶねに入れてよく溶かして入浴する。

point

天然塩と精油を混ぜ合わせておくと、精油が揮発しにくくなります。ゆっくりと香りを吸入し、リラックスしましょう。針葉樹系の香りは、男性にもおすすめ。

メンタルの不調

食欲不振、過食

症状

精神的ストレスが食欲不振や過食を招く

胃に異常がないのに食欲がないのは、心の不調のサイン。疲労や不安、緊張、怒りなど、さまざまな要因が考えられます。食欲不振が長く続くようなら胃以外の病気の可能性もあるので、病院で検査を受けましょう。

また、ストレスにさらされると、おなかが減っていないのにもかかわらず、過食にはしりがちです。そして過食の罪悪感から食事を抜けば、過食と拒食を繰り返す悪循環に陥ることも。そうならないよう、精油やハーブでメンタルケアをすることが重要です。

対処法

リラックス効果があり、胃腸の働きを高めるものを

時間に追われていたり、精神的ストレスを抱えていたりして胃腸がうまく働かない場合は、リフレッシュ効果のある精油が活躍。レモン、オレンジ・スイート、ベルガモットなど、柑橘系の精油を使った芳香浴が、食欲を高めてくれます。

胃の蠕動を高めるハーブも、食欲をアップさせてくれます。ミントやレモングラスなどのハーブティーを、食前に飲むことを習慣にするとよいでしょう。

料理にハーブを使用するのも、食欲を引き

デスクワーク中の過食を防ごう

デスクワーク中は、体を使う作業よりかえって空腹を感じやすくなります。そのうえストレスも重なれば、ついつい甘いものなどを食べ過ぎてしまいがちです。そうなる前に、ハーブティーを飲んでひと息ついて。マグカップに精油を落とす芳香浴もおすすめです。

出すポイント。シソやバジル、ミントといったシソ科のハーブを積極的に取り入れましょう。そのほか、コリアンダーやフェンネルなども消化を促進し、食欲を増進させます。

また、食欲不振は加齢によっても起こります。年配の人にも前述したハーブはおすすめ。料理に使用しましょう。肉や卵を食べたあとは、胆汁分泌を促進して消化を活発にするアーティチョークやタンポポのハーブティーを飲むと胃もたれを予防してくれます。

精神的なストレスによって起こる過食の予防には、リラックス効果のある精油やハーブが役立ちます（109ページ参照）。また、何か食べたいと思ったら、まずはハーブティーを飲んで心を落ち着かせる習慣を作れば、ドカ食いを防げます。また、甘みの強いリコリスを加えると、満足感もアップします。

心をリフレッシュさせ、食欲を高める芳香浴

材料

プチグレン精油 ･･････････････ 3滴

方法

アロマポットなどに精油を落とし、香りを部屋に漂わせる。

point

オレンジ・スイートやレモンなどの、柑橘系の精油でもよいでしょう。食事をとる前に行います。

消化を促進し、食欲を促すハーブティー

材料（1人分）

ミント ････････････････ 1/2つまみ

レモングラス ････････････ 1/2つまみ

方法

ティーポットにハーブを入れてお湯を注ぎ、ふたをして3分程度蒸らす。

point

さっぱりとした口当たりで消化を促進するので、飲むタイミングは食前でも食後でもかまいません。香りを感じながら味わいましょう。

メンタルの不調

睡眠トラブル

症状

眠れないストレスが不眠を悪化させる

睡眠障害といっても、実はさまざまな種類があります。代表的なのが、寝つきの悪い「入眠障害」、眠りが浅く、睡眠時間のわりに熟睡感のない「熟眠障害」、朝早く目覚めてしまってそのまま眠れない「早朝覚醒」、寝ている途中に何度も起きてしまう「中途覚醒」などです。これらは、不安や緊張、うつ病に伴ってよく起こります。また、加齢とともに睡眠は浅く短くなり、高血圧や糖尿病のような生活習慣病も、睡眠障害を伴うことがあります。

しかし、実は不眠を訴える人にもっとも多いのが「眠れなかったらどうしよう」と、脳が緊張してしまい、寝つきが悪く、眠りも浅くなるケース。毎日のように寝ることにストレスや緊張を感じれば疲れもとれず、心身の不調を引き起こします。安眠効果のある精油やハーブはたくさんあるので、それらを役立てましょう。

また、明け方まで寝つけず、一度眠ると昼過ぎまで起きられないという場合は、体内時計の周期が狂っています。正常に戻すには、目覚めたら日光を浴びることがポイント。加えて、交感神経を優勢にさせる82－83ページ「起立性調節障害」のケアも役立ちます。

日中に眠くなったら、お昼寝タイムを

睡眠トラブルを抱えていると昼間に睡魔が襲ってくることが多く、仕事がはかどらなくなることもあるでしょう。そういうときは、ランチタイムに10分程度仮眠をとると頭がすっきりします。仮眠がとれないときは、ペパーミントなどの爽快な香りを短時間吸入し、気分転換をはかって。

対処法

1日の活動と休息のリズムを整える日中のケア

睡眠に問題がある人は、まずカフェインの摂取を控えることがポイント。夜はもちろん、日中もカフェイン飲料の代わりに、ハーブティーを飲むとよいでしょう。

眠れるかどうかという緊張が強い人は、眠る前にあれこれするのはプレッシャーになって逆効果。むしろ、リフレッシュ効果のある精油やハーブで日中の活動力をあげれば、夜は自然と眠れるようになります。

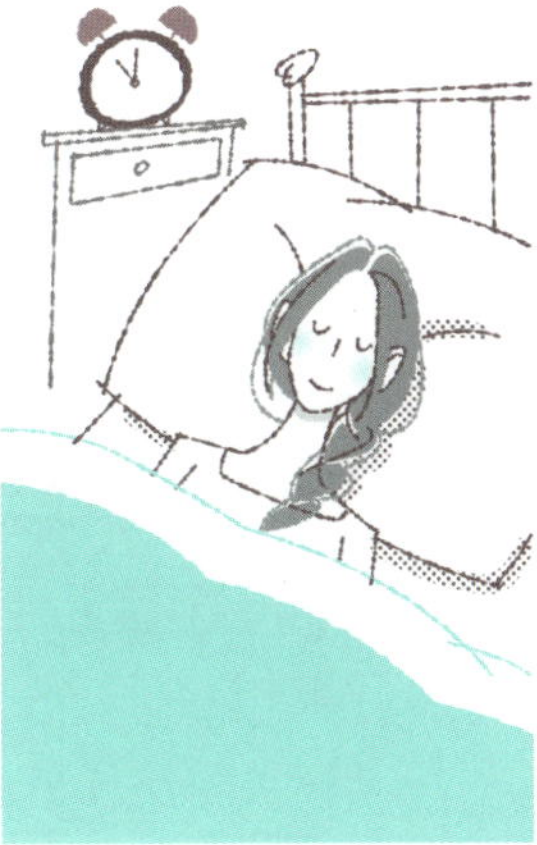

対処法

心身をリラックスさせて安眠を促す、夜のケア

安眠効果があるハーブの代表は、パッションフラワー。リラックス効果の高いカモミール・ローマンやレモンバームなどとブレンドして、夕食後や就寝前に飲むとよいでしょう。バレリアンも安眠効果が高いことで知られていますがお茶としては飲みづらいので、サプリメントで摂取するとよいでしょう。

頭も体もくたくたなのに眠れないときは、心と体の緊張が同時にほぐせる、アロマバスが最適です。さらに、特に体が疲れている日はアロマトリートメントを。使用する精油は、安眠効果の高いラベンダーやクラリセージ、オレンジ・スイート、さわやかな針葉樹系の香りで心を落ち着かせるフランキンセンスやサンダルウッドなどもおすすめです。

過眠に潜む病気

睡眠時間を十分とっても朝の目覚めが悪かったり、日中もたえがたい眠気に襲われてしまう過眠。よく知られている睡眠時無呼吸症候群のほか、うつ病や体内時計がずれてしまう睡眠相後退症候群などの病気が原因である可能性もあります。これらの症状が長く続く場合は、医師に相談してみると安心です。

体のこりをほぐして安眠を誘うアロマトリートメント

材料

ラベンダー精油 ・・・・・・・・・・・・・・ 1滴
クラリセージ精油 ・・・・・・・・・・・・・ 1滴
スイートアーモンドオイル ・・・・・10mℓ

方法

キャリアオイルに精油を混ぜて、トリートメントオイルを作る。手に取り首や肩に塗り、やさしくさする。

point

入浴をして血行をよくしてから、行いましょう。パートナーにやってもらうとよりリラックスでき、効果的です。

穏やかな眠りを誘うアロマバス

材料

サイプレス精油 ・・・・・・・・・・・・・・ 2滴
フランキンセンス精油 ・・・・・・・・・ 1滴
天然塩 ・・・・・・・・・・・・・・・・ ひとつかみ

方法

天然塩に精油を入れてよく混ぜ、湯ぶねに入れてよく混ぜて入浴する。

point

天然塩と精油を混ぜ合わせておくと、精油が揮発しにくくなります。眠る2時間くらい前にぬるめのお湯で、長めに入浴しましょう。

安眠を促す眠る前の芳香浴

材料

オレンジ・スイート精油 ・・・・・・・・ 1滴

方法

アロマポットなどに精油を落とし、香りを部屋に漂わせる。

point

弱めの香りを長時間かいでリラックスを。精油はラベンダーでもよいでしょう。

食後や眠る前の安眠ハーブティー

材料（1人分）

カモミール・ローマン ・・・・・1/2つまみ
パッションフラワー ・・・・・・・1/2つまみ

方法

ティーポットにハーブを入れてお湯を注ぎ、ふたをして3分程度蒸らす。

point

食後や眠る前に、リラックスした気分で飲みましょう。香りを感じながら、味わって。

橋口先生が診た
症例

ハーブティーのリラックス効果で、睡眠薬なしで不眠を解消。

(60代女性・Mさん)

日中によく体を動かせば、確かによく眠れます。しかし、体だけ疲れていても、脳が疲れていないこともあり、これも眠れない原因になります。そして一度眠れないと「今日は眠れるだろうか……」と不安になり、そのストレスで不眠が慢性化することも少なくないのです。

　Mさんもそのひとり。日中は思い切り好きなテニスで体を動かしているのに、夜寝つきが悪いことで悩んでおられました。さらに眠るための対策として、就寝前にゆっくりお風呂に入ったり、リラクゼーション音楽を聴いたりと、安眠のためのありとあらゆる工夫をしていたようです。そこまでやっても眠れない！　そのストレスは日に日に大きくなっていました。

　来院されたMさんにまずお話しをしたのは、眠るためのいろいろな工夫をやめてみましょうということです。というのも、就眠儀式にこだわる人は「こうまでして眠れなかったらどうしよう」と身構えてしまい、余計に寝つきが悪くなってしまうから。そこで、夕食後にリラックス効果のあるカモミール・ローマンのハーブティーを飲むことをすすめました。この方法なら夕食後からゆるやかにリラックスモードに切り替えることができます。

　治療開始当初は睡眠導入剤も処方していましたが、次第に薬なしで眠れるようになったMさん。「眠れなかったら薬を飲んでいいですよ」とアドバイスすることで、もし眠れなくても、薬があるから大丈夫という安心感が生まれ、リラックスして就寝できるようになったようです。

メンタルの不調

抑うつ

症状

長期間憂うつ感が続き、心身の不調に発展

一時的に落ち込むことは誰にでもありますが、長く続く場合はうつ病が疑われます。下記のうつ病診断法の二項目が当てはまる場合は、メンタルケアを専門とする医師に相談しましょう。

うつ病になると、「集中力の低下」「悲観的な考え」などの精神的な症状のほか、頭痛や体の痛み、胃腸の不調などといった体の症状もあらわれます。セルフケアが可能なのは、ごく初期の抑うつ状態か回復期のみ。セルフケアに頼りすぎないことが大切です。

対処法

回復期には、精油やハーブでセルフケアを

うつ病は何よりも休息が大切。自分で対処しようと頑張りすぎないことです。まずは病院で治療を受け、回復してきたらセルフケアを行いましょう。ハーブティーなら、リラックス効果の高いカモミール・ローマンやリンデン、リフレッシュ効果があるミントやレモンバームを。セントジョンズワートは、抗うつ作用があることで有名ですが、抗うつ剤や精神安定剤など併用してはいけない薬が多いので注意が必要です。精油は、１０９ページの中から好みの香りを選びましょう。

短時間でできるうつ病の診断法

次の２つを満たすと88%の確率でうつ病だといわれています。該当する場合は、病院を受診してください。①この１ヶ月間、気分が沈んだり、憂うつな気持ちになったりすることがよくある。②この１ヶ月間、物事に対して興味がわかない、あるいは心から楽しめない感じがよくある。

橋口先生が診た
症例

うつ病回復期のセルフケアで、活動と休息のバランスをとる。

(40代 男性・Tさん)

近年、うつ病になる人が増えていますが、最近多いのは「新型うつ病」。従来のうつ病と違うのは、自分の好きな活動をしているときは元気になる、自責感に乏しく、周りを攻める傾向があるという点。新型の場合は休職すると復職が困難なことも多いので、外来治療をしながら、勤務内容の調節をしていくケースもよくあります。

Tさんの場合は、典型的な従来型のうつ病。長年、営業の仕事をしており、配置転換で事務職になったことがきっかけでうつ病を発症しました。まじめなTさんは新しい仕事で失敗すると、「自分が無能だからミスをするのだ」と落ち込み、自分を追いつめてしまったのです。

従来型のうつ病は休息することがいちばんなので、休職して投薬治療を開始しました。次第に回復しましたが、つい考え込んでしまい、気分転換がスムーズにいかないので、復職訓練を始める頃、精油やハーブでのセルフケアもすすめることにしました。

うつ病の人は「頑張ろうと無理をしては、へばる」を無意識に繰り返しています。そこで、活動と休息のバランスをうまくとれるように、朝はリフレッシュ効果のあるミントやレモンバームのハーブティーを、夕方からはリラックス効果のあるレモンバーベナとリンデンのハーブティーを飲むようにアドバイス。また、夜はTさんが好きなシダーウッド・アトラスの精油を入れたお風呂で、一日の疲れをとることをすすめました。このセルフケアを続けることで活動と休息の切り替え方がうまくなったTさんは、無事に復職を果たされました。

メンタルの不調

パニック障害

症状対処法

発作時のケアと日々のケアを使い分ける

体に異常がないにもかかわらず、急に呼吸が苦しくなる、冷や汗が出る、吐き気がする、身体や手足が震えるなどといった体の症状と不安の発作が起こるパニック障害。再び発作が起きるのが怖くて外出できなくなることもあり、治療を受けずにいるとうつ病を併発するケースも多く見られます。

パニック発作が起きたら、早く受診することが大切。早い段階で適切な治療を受ければ完治できます。回復のサポートにリラックス効果のある精油やハーブは役立つので、医師による治療とともにセルフケアを行いましょう。発作時はローズマリー・シネオールやラベンダーなど、リフレッシュ効果のある香りを吸入すると気付けになります。また、鎮静作用の高いカモミール・ローマンやリンデンのハーブティーも習慣にしましょう。

発作を予防するアロマバス

材料

ラベンダー精油	2滴
ゼラニウム精油	1滴
天然塩	ひとつかみ

方法

天然塩に精油を入れてよく混ぜ、湯ぶねに入れてよく混ぜて入浴する。毎日の習慣にしましょう。

パニック障害には香りの刺激が効果的

パニック発作が起きているときは、大脳辺縁系の扁桃核や青斑核が興奮している状態です。香りによる刺激は即座に大脳辺縁系に働きかけるので(26ページ参照)、興奮を鎮める気付けになります。発作が心配な人は、精油を持ち歩くと安心です。

橋口先生が診た
症例

電車に乗ると起こるパニック発作を、精油の香りで回避。

(20代女性・Hさん)

脳には自己保存本能が備わっているので、一度怖い経験をするとそれを回避しようとする神経回路が強化されます。そのため、予想して身構える予期不安が起こるようになります。Hさんの場合は、たまたま乗っていた電車が長時間止まってしまい、電車内に閉じ込められたことがきっかけ。それ以来電車に乗ると、ドキドキして息苦しくなるパニック発作がたびたび起こるようになりました。

症状が出てから早めに受診されたため、薬物治療でスムーズに改善できましたが、発作に備えて、リラックスとリフレッシュ効果を兼ね備えていて、Hさんが好きなオレンジ・スイートの精油を携帯することをすすめました。キャリアオイルと精油を混ぜてコットンにしみ込ませ、開閉の簡単な携帯用の密閉容器に入れるようにアドバイス。発作が起きそうになったら、かばんの中で容器のふたを開けて、香りをかいでもらいました。実際にそれを実行してみると、電車内にうっすらと香ります。すると、殺伐とした車内が、少し和むような気がしたとHさんはいいます。

また普段のケアとして、夜の飲み物をリラックス効果のあるカモミールティーにすることと、過呼吸発作に備えて呼吸法の練習も習慣にしてもらいました。呼吸法といっても難しい方法ではなく、「はぁ〜」と声を出してため息をつくという簡単なものです。これらを実践し、やがてHさんの発作は起きなくなりましたが、今でも電車に乗るときはお守りとして精油を持ち歩いているそうです。

女性のトラブル

月経や更年期のトラブルにも、精油やハーブが大活躍します。

月経に関わる女性のトラブルは、女性ホルモンの増減が原因

月経前や月経中、あるいは更年期に頭痛やだるさ、イライラするといった心身の変化を感じる女性は少なくありません。これらは主に女性ホルモンの増減が原因です。

女性ホルモンは、卵巣や子宮など、子どもを産むための機能をコントロールしており、思春期から分泌が活発になります。卵巣から出るホルモンは、卵胞ホルモン（エストロゲン）と黄体ホルモン（プロゲステロン）の2つ。これらが、排卵を区切りに増減を繰り返し、月経のリズムを作っているのです。

エストロゲンは女性らしい体つきを作ったりするホルモンで、排卵に向かって分泌が増加。コラーゲンの生成を助ける作用があるので、エストロゲンが多いと肌にハリが出て、つやもよくなります。いっぽうプロゲステロンは妊娠と深い関係があるホルモンで、排卵後に分泌が増加。妊娠に備えて安静を保とうとするため、眠くなったり、だるくなったりします。また、むくみや体重増加も起こりがちです。

これらのホルモンがバランスよく分泌されることで月経や妊娠が起こります。バランスが乱れると、月経不順や不妊といったトラブルが起こってしまうのです。

ピルで月経のトラブルを改善

ピルは、避妊に用いられる女性ホルモン剤。服用中も月経と同様の出血はありますが、排卵が止まるため、黄体ホルモンの増加によって起こる症状が減ります。そのため、月経困難症や月経前症候群といったトラブル改善にも有効なのです。

ストレスを緩和することで月経トラブルを最小限に

女性ホルモンのバランスを乱す原因は、睡眠不足やいきすぎたダイエットなどさまざまですが、注意したいのはストレス。エストロゲンとプロゲステロンの周期をコントロールしている脳の視床下部は、ストレスの影響を受けやすく、ストレスが加わるとホルモンの分泌に異常が起こるのです。さらに、不快な月経トラブル自体がかなりのストレスで、悪循環になる場合も。これらのことからも、リラックス効果が高い精油やハーブで、ストレスを発散させることは重要なのです。

さらにエストロゲンに似た働きをする「エストロゲン様作用」があるものや、月経を誘発する「通経作用」がある精油やハーブも、場合によっては役立ちます。

「女性のトラブル」に効く主な精油・ハーブ

❋月経不順の改善に

精油　カモミール・ローマン、クラリセージ、ジャスミン、ゼラニウム、ローズ

ハーブ　カレンデュラ、ゴールデンシール、チャイニーズアンゼリカ、マカ、ローズ

❋月経前症候群の症状緩和に

精油　イランイラン、カモミール・ローマン、クラリセージ、グレープフルーツ、サイプレス、ジャスミン、ゼラニウム、ネロリ、フェンネル、マジョラムスイート、ラベンダー、ローズ

ハーブ　オレンジフラワー、カモミール・ローマン、セージ、チャイニーズアンゼリカ、フェンネル、レモンバーム、ローズ、ローズヒップ

❋月経痛の緩和に

精油　オレンジ・スイート、カモミール・ローマン、クラリセージ、ジャスミン、フェンネル、マジョラムスイート、ラベンダー

ハーブ　ウコン、カモミール・ジャーマン、カレンデュラ、チャイニーズアンゼリカ、ラズベリーリーフ、リコリス

❋更年期障害の症状緩和に

精油　イランイラン、カモミール・ローマン、クラリセージ、サイプレス、ジャスミン、ゼラニウム、ネロリ、フェンネル、ラベンダー、ローズ

ハーブ　イチョウ、オレンジフラワー、カモミール・ジャーマン、セージ、ダイズ、チャイニーズアンゼリカ、ニンジン、パッションフラワー、マカ、レモンバーム、ローズ、ローズヒップ

女性のトラブル

月経不順

症状

月経過多と無月経の場合は病院で検査を

月経開始日から次の月経開始日までの間隔を、月経周期といいます。間隔は25～40日が普通。この周期から外れることが多いと、月経不順ということになります。

そのほか、月経過多（月経の量が非常に多い、または期間が長い）、過少月経（月経の量が少ない、または期間が短い）、無月経（3ヶ月以上月経がない）などの症状もあります。いずれも症状が続く場合は、婦人科で診てもらいましょう。月経過多は、子宮筋腫の可能性もあります。

対処法

ホルモンバランスの乱れを整えるセルフケアを

多くの場合、月経不順だからといって、子宮や卵巣に異常があるわけではありません。たいていの場合、女性ホルモンのバランスの乱れが原因。女性ホルモンの分泌をつかさどる脳の視床下部が、精神的ストレスや無理なダイエットの影響を受け、卵巣ホルモンのバランスが崩れてしまうのです（126－127ページ参照）。日頃から精油やハーブでリラックスタイムを作り、月経不順の予防や改善につなげましょう。

精油やハーブには女性ホルモンと似た作用

排卵がない月経もある

排卵があると基礎体温が低温相から高温相に移行しますが、月経があっても基礎体温が二相にならないことがあります。こういうときの出血を「消退出血」といい、排卵が起きておらず、出血も少量です。このような症状が続くと不妊のリスクが高まるので、病院で診てもらいましょう。

をもつものがあります。有名なのはクラリセージ。スクラレオールという成分を含有しており、それが女性ホルモンのバランスを整えると考えられています。さらに鎮静作用にも優れているので、精神的ストレスが原因の月経不順の改善に役立ちます。また、月経を誘発する通経作用のある精油も多く、カモミール・ローマンやジャスミンなども有用。アロマバスでの使用がリラックス効果も高くておすすめです。

ハーブは、女性ホルモン様作用のあるローズとローズヒップをブレンドしたハーブティーがおすすめ。また、マカやチャイニーズアンゼリカは伝統的に月経不順の治療に用いられてきたハーブで、血液循環を改善し、月経痛も和らげます。マカやチャイニーズアンゼリカは、サプリメントや薬用酒が服用しやすいでしょう。

月経サイクルを整えるアロマバス

材料

クラリセージ精油	2滴
ラベンダー精油	1滴
天然塩	ひとつかみ

方法

天然塩に精油を入れてよく混ぜ、湯ぶねに入れてよく混ぜて入浴する。

point

月経のサイクルが乱れがちの人の、毎日の入浴に。天然塩と精油を混ぜ合わせておくと、精油が揮発しにくくなります。ゆっくりと香りを吸入し、リラックスしましょう。

ホルモンバランスを整えるハーブティー

材料（1人分）

ローズ	1/2つまみ
ローズヒップ	1/2つまみ

方法

ティーポットにハーブを入れてお湯を注ぎ、ふたをして3分程度蒸らす。

point

月経のサイクルが乱れがちの人は、女性ホルモンに似た作用のあるローズのハーブティーを毎日の習慣にするとよいでしょう。ゆっくりと、香りを楽しみながら飲みましょう。

月経前症候群（PMS）

症状

自然な現象とはいえ、症状が重いと日常生活に支障が

月経の2週間くらい前から月経が開始してからの数日間は、イライラやむくみ、過食、便秘、胸が張る、頭痛、めまいなど、心と体にさまざまな症状があらわれることがあります。これらは、卵巣ホルモンの増減が原因で起こる自然な現象。むしろホルモン分泌が健康な証拠でもあります。

しかし、なかには日常生活に支障をきたすほどの症状が出る人もおり、こうした症状は月経前症候群（PMS）、または月経前緊張症と呼ばれます。

対処法

精油やハーブでストレスケアや対症療法を

月経前症候群は、精神的ストレスが加わると症状がよりつらく感じられます。月経が近づくということ自体がストレスにもなるので、アロマセラピーやハーブを使用したストレスケアを習慣にしましょう。

また、先に述べたように月経前症候群はホルモンが正常に分泌されている証拠なので、症状が軽い場合は「この時期は調子が悪くて当然」と開き直ることも大切。気の持ち方で、症状が改善される場合も多いのです。

ただし、毎月重い症状があらわれるときは、

黄体ホルモンが関わっている月経前症候群

月経前症候群のはっきりした原因は不明ですが、排卵後に増加する黄体ホルモン（プロゲステロン）が関係しているという説が有力です。黄体ホルモンは、受精卵を着床させ、妊娠を継続させる働きがあります。そのため、月経前症候群では妊娠初期と同じような症状が出るのです。

まず婦人科で相談してみましょう。月経トラブルは漢方薬による治療がかなり有効なので、漢方に詳しい医師を受診してみるのもよいでしょう。月経前症候群の漢方治療では、当《とう》帰《き》がよく使用されますが、これはハーブでいうチャイニーズアンゼリカ。サプリメントも流通しています。

精油やハーブのセルフケアとしては、不快症状に対する対症療法がメイン。112ページ「イライラ」、78－79ページ「便秘」、162－163ページ「むくみ」など、それぞれの症状の項目を参照してケアしましょう。

また、ホルモンバランスを整えたりするだけでなく、イライラや抑うつの改善効果もあるジャスミンやカモミール・ローマン、ネロリ、イランイランなどの精油を使った芳香浴もおすすめ。心に働きかけることで、症状緩和が期待できます。

イライラや憂うつを和らげるアロマバス

材料

イランイラン精油 ………… 3滴
天然塩 ………… ひとつかみ

方法

天然塩に精油を入れてよく混ぜ、湯ぶねに入れてよく混ぜて入浴する。

point

天然塩と精油を混ぜ合わせておくと、精油が揮発しにくくなります。ゆっくりと香りを吸入してリラックスし、精神状態を安定させましょう。

だるさ、むくみ、肩こりを和らげるアロマトリートメント

材料

クラリセージ精油 ………… 1滴
サイプレス精油 ………… 1滴
スイートアーモンドオイル ………… 10mℓ

方法

キャリアオイルに精油を混ぜて、トリートメントオイルを作る。手に取り、おなかをさする。

point

あまり強く押さず、腸の向き（時計回り）に円を描くようにやさしくさすりましょう。イライラが強いときはサイプレスの代わりに、ラベンダーの精油を使うとよいでしょう。

月経困難症（月経痛）

症状

月経痛のタイプを知り、合ったケアを行う

月経が始まると起こる下腹部痛や腰痛、頭痛、吐き気、めまいなどの症状が、日常生活に支障をきたすほど重い場合を、月経困難症といいます。子宮筋腫や子宮内膜症などの病気が隠れていることもありますが、主な原因は後述のとおり。加えて、痛みへの身構えが強いと痛みを強く感じてしまうなど、精神的な要素も強く影響します。疲労や精神的ストレスも悪化要因です。

月経の痛みの原因は、主に三通りです。ひとつ目はプロスタグランディンという物質による痛み。子宮内膜を排出するために子宮を収縮させる物質で、痛みの原因になります。

二つ目は骨盤内の血行が悪くなり、うっ血することで起きる鈍痛。この場合は温めると痛みが和らぎます。

三つ目は腸の痙攣が原因で起きるさしこむような痛み。月経前は腸の動きが鈍って便秘がちになりますが、月経が起きて黄体ホルモンが減ると腸は急に動き出し、下痢を起こしたり強い腹痛が起きたりするのです。

自分がどのタイプなのかを把握し、症状に合ったケアを行えば、つらい痛みが和らぎます。しかし、なかにはこの三つの痛みが重なるという、かなり症状が重い人もいます。

鎮痛剤はなるべく単一成分のものを

月経痛で市販の鎮痛剤を服用する場合は、単一成分のものを選ぶと安心です。イブプロフェンやロキソプロフェンなどは、医師の処方薬としても用いられる成分。安全性が高く、効き目も強い成分です。ただし、鎮痛剤で喘息発作やむくみが出たことがある人は、医師か薬剤師に相談を。

対処法

痛み止めに加えて症状を緩和するケアを

強い月経痛があるにもかかわらず、鎮痛剤を避けている人もいるでしょう。しかし日常生活に支障をきたすほどの痛みがあり、鎮痛剤で痛みが和らぐのであれば、のむことをおすすめします。それも痛みが激しくなってからのむのでは効き目が悪く、結局何度ものむことになるので、痛みを感じたら早めにのむほうがよいでしょう。

それにプラスして、下腹部のアロマトリートメントをすると、痛みの緩和が期待できます。骨盤内のうっ血には血行をよくするカモミール・ローマンやクラリセージ、オレンジ・スイートの精油を。腸の痙攣による痛みにはラベンダーを。これらには筋肉の緊張をほぐす効果もあるので、筋緊張による痛みの悪化も防げます。また、これらの精油を使用したアロマバスも、全身の血行をよくするのに効果を発揮します。

ハーブティーなら、血行をよくして、腸の痙攣にも効くカモミール・ジャーマンが有効です。リラックス効果も高いので、イライラするときにもおすすめ。腸の痙攣による痛みには、フェンネルをブレンドしましょう。

吐き気や下痢を伴う場合は、腸の痙攣が強いので、70－75ページ「胃腸に不快感がある」の過敏性腸症候群のケアが役立ちます。

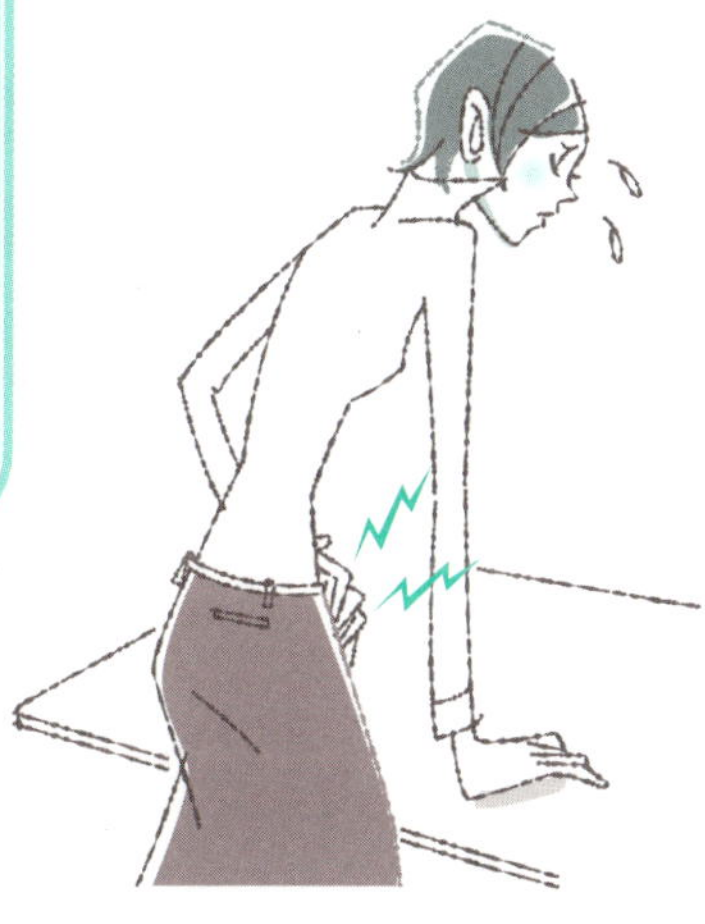

思春期に起こる月経の痛み

思春期に強い月経痛を感じることがあるのは、子宮が未発達だからといわれています。経血がスムーズに出られず、無理に押し出そうとするため、子宮が大きく収縮して強い痛みが起こるのです。子宮の発達とともに多くの場合は治りますが本人にとってはかなりのストレスなので、精油やハーブを使ったメンタルケアを行ってあげましょう。

月経痛によるイライラを改善するハーブティー

材料（1人分）

カモミール・ジャーマン・・・・1/2つまみ
フェンネル ・・・・・・・・・・・・・1/2つまみ

方法

ティーポットにハーブを入れてお湯を注ぎ、ふたをして3分程度蒸らす。

point

香りを楽しみながら、飲みましょう。どちらのハーブも腸の痙攣にも有効なので、月経に伴う下痢にも効果を発揮します。

痛みとイライラを改善する芳香浴

材料

ラベンダー精油・・・・・・・・・・・・・2滴
クラリセージ精油 ・・・・・・・・・・・1滴

方法

アロマポットなどに精油を落とし、香りを部屋に漂わせる。

point

デスクワークをしているときは、お湯を張ったマグカップなどで芳香浴をするとよいでしょう。就寝前に余裕があれば、アロマバスをしても効果的です。

痛みを和らげるアロマトリートメント

材料

オレンジ・スイート精油・・・・・・・・1滴
ベルガモット精油 ・・・・・・・・・・・1滴
スイートアーモンドオイル ・・・・・10mℓ

方法

キャリアオイルに精油を混ぜて、トリートメントオイルを作る。手に取り、腸の向き（時計回り）に円を描くようにおなかをさする。

point

精油は鎮痛作用のあるカモミール・ローマンでもよいでしょう。

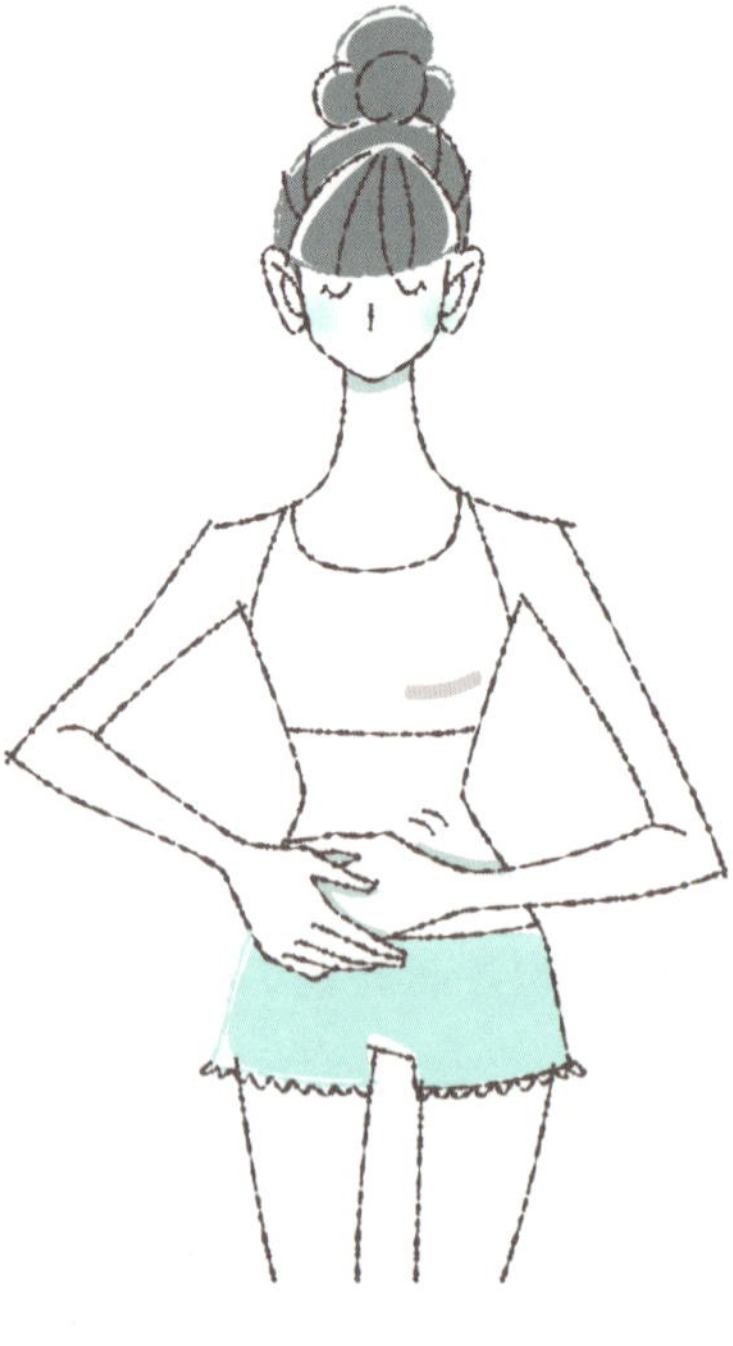

橋口先生が診た
症例

重い月経痛に苦しんでいた高校生。メンタルケアで痛みが改善。

（高校生の女の子・Sさん）

月経痛の症状には個人差がありますが、特に子宮の未成熟な思春期の時期に重い症状が出る場合も。お母さんが鎮痛剤を敬遠して痛みを我慢させるケースも多いようですが、早くのんだほうが少量で効きます。月経が始まって間もない思春期の子であれば、子ども用の熱冷まし程度の軽い薬が効くこともあるほどです。

当院に来院された高校生のSさんは、「月経痛が苦痛で苦痛で仕方がない」ということでした。Sさんは毎月きちんと決まった周期で月経がくるタイプ。月経痛が非常に重く、1回の月経で鎮痛剤を1日3回、4日間くらい飲まなければならないほどでした。彼女は、試験の最中に耐え難い痛みに襲われて以来、月経が何かの用事と重なるのが怖くなり、何かあるときは必ず「月経をずらす薬がほしい」と訴えるほど、月経に対して過敏になっていました。

Sさんの場合、月経痛自体も重い症状でしたが、それ以上に月経痛を怖がる気持ちが強く、痛みをさらに悪化させている状態でした。そこで、当帰《とうき》（チャイニーズアンゼリカ）を中心とした漢方治療を中心に、精神的なイライラや緊張を緩和するハーブによるセルフケアをすすめました。といっても、リラックス効果が高いカモミール・ジャーマンと、子宮筋の緊張を和らげるラズベリーリーフのブレンドティーを毎日飲むという簡単なもの。しかしこれを続けることで、Sさんの鎮痛剤はかなり減りました。痛みには漢方が役立ったと考えられますが、ハーブがメンタルケアに効果を発揮した一例だと思います。

女性のトラブル

更年期障害

症状

女性ホルモンの減少による自律神経の混乱が原因

閉経の前後十年を「更年期」といいます。この時期は卵巣機能が低下して、エストロゲンが急激に減少。ホルモンの中枢である視床下部も影響を受け、自律神経のコントロールがうまくいかなくなります。更年期による体の変化は誰にでも起こります。でも、実は日常生活に支障が出るほど症状が重い「更年期障害」には、すべての女性がなるわけではありません。

更年期のもっとも代表的な症状にホットフラッシュ（ほてり）があります。これは自律神経の失調により、血管の収縮・拡張の自動調節がスムーズにいかなくなったことが原因。交感神経が突然活発になって体がほてり、汗がどっと出ます。頻繁に起こると肉体的にも疲れ、イライラや抑うつといった精神的な不調の引き金にもなりえます。しかし、軽いホットフラッシュ程度なら、体がホルモンの変化に慣れ、自律神経の混乱が鎮まれば除々におさまるでしょう。

ホットフラッシュの症状が重い場合は、エストロゲンやプロゲステロンを補充するホルモン補充療法が有効です。精神的な症状が深刻な場合は、精神科や心療内科の受診をおすすめします。

更年期障害を悪化させないために

更年期はちょうど人生の蓄積疲労が出やすい時期でもあります。子どもの独立や夫の退職、親の介護……。生活環境が変わってストレスが重なり、うつ病を合併するケースも多く、治療がより複雑になります。更年期障害を悪化させないためには、家族の理解と協力が不可欠です。

対処法

軽い症状にはセルフケアが大きな意味を持つ

更年期障害には、女性ホルモンのバランスを整える作用があって、リラックス効果が高い精油が有効。ローズ、ジャスミン、ネロリ、カモミール・ローマンなどがおすすめです。どれも高価な精油ですが、頑張った自分へのごほうびに。ゆったりとした気分で芳香浴をすれば、気持ちが穏やかになるでしょう。

心身の緊張をほぐすには、アロマトリートメントが最適。精油はホルモンバランスに作用し、ホットフラッシュや肩こりにも効果的なクラリセージやサイプレスがおすすめです。特にパートナーや子どもなどにアロマトリートメントをしてもらうと、メンタルケアとして大きな効果が得られます。

ハーブでは、リラックス効果のあるカモミール・ジャーマン、パッションフラワー、レモンバームなどがおすすめです。気分が落ち込みがちのときに、ハーブティーとして飲みましょう。

ＬＤＬコレステロールの急上昇を防ぐにはダイズも有効なので、食品で取り入れましょう。さらに、イチョウやニンジンは抑うつを予防する効果もあり、更年期の保健薬になります。サプリメントなどの濃縮製剤が手軽です。

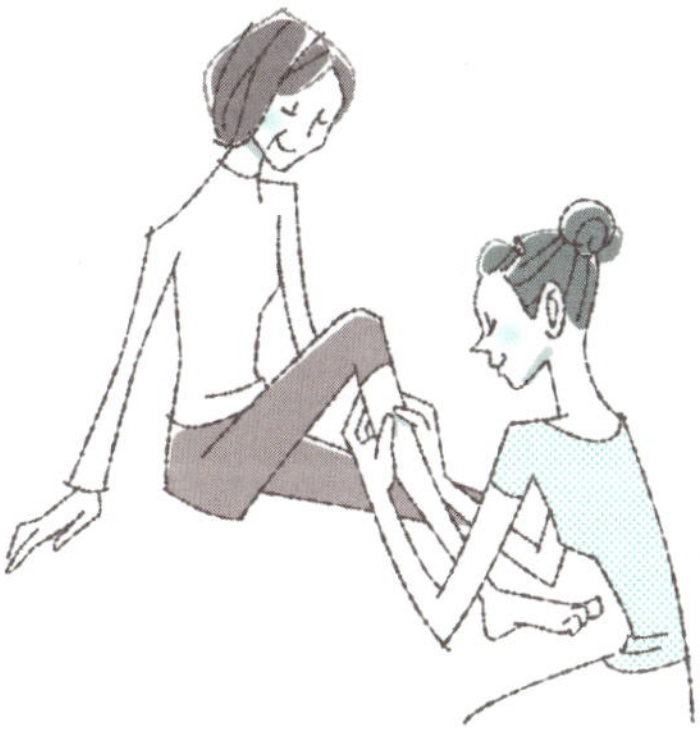

更年期に増えるLDLコレステロール

エストロゲンにはLDLコレステロールを抑える働きがあるので、更年期には、LDLコレステロール値が高くなります。肥満、糖尿病、高血圧、狭心症などを合併しておらず、160mg/dℓ以下であればごく軽い食事療法で大丈夫。それ以上の場合は、無理な食事療法や過剰な運動をするより病院で治療を受けるのが最善です。

更年期障害のほてりを解消するハーブティー

材料（1人分）

ローズヒップ……………1/2つまみ
ローズ……………………1/2つまみ

方法

ティーポットにハーブを入れてお湯を注ぎ、ふたをして3分程度蒸らす。

point

ローズヒップには、汗を抑える効果があります。続けて飲んだほうが効果は出やすいので、ホットフラッシュがつらい人は、毎日の習慣にするとよいでしょう。

精神状態が不安定なときの芳香浴

材料

ローズ精油………………3滴

方法

アロマポットなどに精油を落とし、香りを部屋に漂わせる。

point

自分へのごほうびで、ちょっぴり高価な精油を使用するのもおすすめ。ローズのほかに、気分を高揚させるジャスミンやイランイランの精油でもよいでしょう。

気分が落ち込んだときのハーブティー

材料（1人分）

レモンバーム……………1/2つまみ
パッションフラワー……1/2つまみ

方法

ティーポットにハーブを入れてお湯を注ぎ、ふたをして3分程度蒸らす。

point

抑うつ状態のときや、気分が落ち込んで何もする気にならないときに。香りをゆっくりかげば、芳香浴の効果も期待できます。

イライラや肩こりを和らげるトリートメント

材料

クラリセージ精油…………1滴
サイプレス精油……………1滴
スイートアーモンドオイル……10mℓ

方法

キャリアオイルに精油を混ぜて、トリートメントオイルを作る。肩や腰、足など、筋肉が緊張しているところをやさしくもみほぐす。

point

パートナーやお子さんなどに行ってもらうのもおすすめ。気持ちが安定します。

橋口先生が診た
症例

メンタルケアを中心としたセルフケアで、症状も緩和。

（50代女性・Aさん）

女性なら誰でも更年期を迎えますが、「更年期障害」には至らない人のほうが多いもの。また、更年期障害＝うつ病でもありません。ホットフラッシュだけがひどい人もいますし、うつ病にだけなってしまう人もいます。人によって主となる症状も違うため、治療は患者さんによって漢方薬、メンタル面の治療、ホルモン補充療法を使い分けています。

来院されたAさんは、ホットフラッシュがひどいタイプの方で、精神的にも疲れているようでした。治療は漢方薬をメインにし、セルフケアとしてメンタルに働きかける精油やハーブを使用することをすすめました。

芳香浴用の精油として提案したのは、ホルモンに似た作用のあるローズ。高価な精油ではありますが、いつもと違う、奮発した精油を使用することで、「自分をサポートしてくれる感覚」が強まるのです。そして、気持ちを安定させるカモミール・ジャーマンとパッションフラワーのブレンドティーも、毎日の習慣にしてもらいました。また、更年期障害のつらさを旦那さまに理解してもらえないと話していたので、夫婦でアロマトリートメントを行うことも提案しました。

これらを実行したAさんは、旦那さまとの関係が改善されたことと、セルフケアの方法が身についたことで、かなりストレスが緩和されたようでした。ホットフラッシュはまだ起きるものの、「いずれおさまる」と思えるようになり、疲労感もかなり改善されたということです。

妊娠・出産

精油やハーブでケアして、マタニティーライフを快適に。

薬に代わって、精油やハーブがトラブルを改善

　妊娠すると、胎盤から大量に出るヒト絨毛《じゅうもう》性ゴナドトロピンというホルモンによって、眠くなったりだるくなったりします。さらにつわりや腰痛なども重なり、精神状態が不安定になりがちです。

　また、産後にも心身の不調は起こります。出産による疲労はもちろんですが、産後3日目頃から精神的に不安定になる人も。それは、出産を終えると妊娠中に増えていたホルモンが激減し、その変化に脳がついていけなくなることが原因です。さらに、赤ちゃんとの生活が始まれば一日に何度も授乳したり、赤ちゃんを抱っこしたりと慣れない重労働が続きます。そのため、睡眠不足になったり、疲労や不安を感じやすくなるのです。

　妊娠中や授乳中は、不調を感じても薬の服用がためらわれ、状態は悪化しがちです。症状によっては薬が必要な場合もありますし、妊娠中に服用できる薬もありますが、症状が軽い場合はまず精油やハーブでセルフケアを行うのも手です。精神状態の安定に役立つのはもちろんのこと、母乳の分泌を促すものや、出産前後の体の不調を改善するものもあるので、じょうずに取り入れて、妊娠中や産後のトラブルを回避しましょう。

不妊に効果的な精油やハーブは？

　直接的に妊娠を手助けする精油やハーブは残念ながらありません。しかし、不妊の原因にもなるストレスを和らげたり、ホルモンバランスや自律神経のバランスを整えたりするものはあります。さらにイランイランやローズなどには性欲を高める効果があるので、間接的に役立ちます。

妊娠中に精油やハーブを使うときの注意点

妊娠中の精油の使用については、さまざまな意見があり、使用を控えたほうがよいといわれることもあります。その理由は、神経刺激作用や通経作用といった、胎児に悪影響を及ぼす可能性がある成分が含まれている精油があるから。しかし、芳香浴に使用する程度であれば、問題はありません。妊娠中は避けたほうがよいとされる精油やハーブを下記に挙げますが、大量に使用しなければ、過剰に神経質になることはないでしょう。

ただし、妊娠中は嗅覚が敏感になることがあるので、強い香りで気分が悪くならないよう、精油の使用量はいつもの半分くらいで。ハーブはより安全なので、ハーブティーや料理に使用する程度であれば問題ありません。

妊娠中や授乳中の精油・ハーブ

※妊娠中全般にわたって安心して使用できる

精油　オレンジ・スイート、グレープフルーツ、ティートリー、プチグレン、ベルガモット、レモン、レモングラス、ローズウッド

ハーブ　「妊娠中に避けたほうがよいハーブ」以外

※妊娠中に避けたほうがよい（大量に使用しなければOK）

精油　シダーウッド・アトラス、ジャスミン、ジュニパー、セージ、タイム・リナロール、フェンネル、ローズマリー・シネオール、ローズマリー・ベルベノン

ハーブ　バジル、カモミール、カレンデュラ、フェンネル、タイム、ミント

※分娩時によく使用される

精油　カモミール・ローマン、クラリセージ、ジャスミン、ゼラニウム、ラベンダー

ハーブ　ラズベリーリーフ

※授乳時におすすめ

精油　ゼラニウム、レモングラス

ハーブ　タンポポ、ネトル、フェンネル

妊娠中のトラブル

症状

体の急激な変化によって心身に不調が起きる

妊娠中はホルモンの分泌が変化したり、体つきが変わったりすることから、さまざまな不調が起こります。妊娠初期から吐き気などをおぼえるつわりがはじまり、妊娠中期からはこむらがえり（足の筋肉の痙攣が起こる）、妊娠後期は腰痛が悪化するなど、体調はめまぐるしく変わります。さらに妊娠中は免疫力が低下するため、体調をくずしがちです。

こうした体の不調に加え、イライラしたり急に不安感が募ったりと、精神的にも情緒不安定になりやすくなります。

対処法

妊娠初期に行いたいセルフケア

妊娠中に起きるさまざまな心身のトラブルにも、精油やハーブは役立ちます。ストレスや不快症状を緩和させて、穏やかなマタニティーライフを送りましょう。

妊娠がわかったら、まずは生活習慣の改善から始めましょう。禁煙、禁酒はもちろんですが、睡眠を十分にとり、タンパク質、鉄、カルシウム、葉酸が豊富な食事をしっかりとることが大切です。さらに、妊娠中はカフェインの摂取も控えめにしたほうがよいので、コーヒーの代わりにノンカフェインのハーブ

妊娠中は便秘になりやすい

妊娠中は、分泌されるホルモンの影響で腸の働きがにぶくなったり、運動不足になったり、つわりで食べる量が減ったりすることから、便秘症状に悩まされることが少なくありません。そんなときは、78−79ページ「便秘」の項目を参考に、セルフケアを行いましょう。

ティーを習慣にしましょう。母乳の出をよくするタンポポは、産前、産後ともにおすすめです。

精油を使う場合は刺激が少ない、穏やかな香りのものを選び、使用するときは濃度を薄めにしてください。使用量が少ない芳香浴やアロマバスだと安心です。妊娠初期にいちばん安心して使用できるのは、オレンジ・スイート。イライラや不安を感じたときにおすすめです。ただし、つわりがあるときはにおいに敏感になるので、自分が不快だと感じたらすぐに使用を中止しましょう。

つわりがある時期には、香りのさわやかなハーブがおすすめ。ミントやレモングラスのハーブティーが、胃腸のムカムカをすっきりさせてくれます。また、シソやショウガも吐き気を鎮める作用があるので、料理に使うとよいでしょう。

対処法

妊娠中期から後期にかけてのセルフケア

胎児が成長していくにつれ、腰痛やこむらがえり、股関節の痛みといったトラブルが起こります。こういう症状があらわれたときは、ラベンダーや鎮痛作用のあるレモングラスの精油でアロマトリートメントを行いましょう。ただし、オイルの希釈濃度は、薄め（0・5％程度）にしたほうが安心。妊娠の大変さを共有し、絆を深めるためにも、パートナーに行ってもらうのがおすすめです。

また、急激におなかや胸が大きくなると、妊娠線と呼ばれる割れ目のような線ができてしまいます。出産後徐々に目立たなくなるものの、完全に消すのは困難。予防は難しいですが、皮膚をやわらかくするトリートメントをしておくとあとに残りにくくなります。

妊娠中に使用しないほうがよい精油

妊娠中に精油を使用するときの注意点は141ページで述べたとおりですが、補足をすると、神経刺激作用のあるケトン類、カンファーやツヨンを含むもの、流産につながる可能性があると考えられている血行促進作用の強いもの、子宮を収縮させる作用のあるものが、妊娠中に避けたほうがよいといわれています。

こむらがえりを予防するアロマトリートメント

材料

ラベンダー精油 ・・・・・・・・・・・・・・・ 1滴
クラリセージ精油 ・・・・・・・・・・・・・ 1滴
スイートアーモンドオイル ・・・・ 20mℓ

方法

キャリアオイルに精油を混ぜて、トリートメントオイルを作る。手に取りふくらはぎや足腰など、血流が悪くなっている箇所に塗り、やさしくさする。

point

精油は少なめに。筋肉のこわばりを解消するため、入浴後に行いましょう。

妊娠中のイライラや不安を解消するアロマバス

材料

オレンジ・スイート精油 ・・・・・ 1〜2滴

方法

湯ぶねに精油を入れ、よく混ぜて入浴する。

point

ゆっくりと香りを吸入してリラックスし、心身の緊張をほぐしましょう。つわりがあるときは、柑橘系の精油がスッキリした気分にしてくれます。

つわりの不快感を解消するハーブティー

材料（1人分）

ミント ・・・・・・・・・・・・・・・・・・・ 1つまみ

方法

ティーポットにハーブを入れてお湯を注ぎ、ふたをして3分程度蒸らす。

point

つわりの不快感をすっきり解消できます。ミントはドライハーブでもフレッシュハーブでもかまいません。フレッシュハーブを使用する際は、量を多めにしましょう。

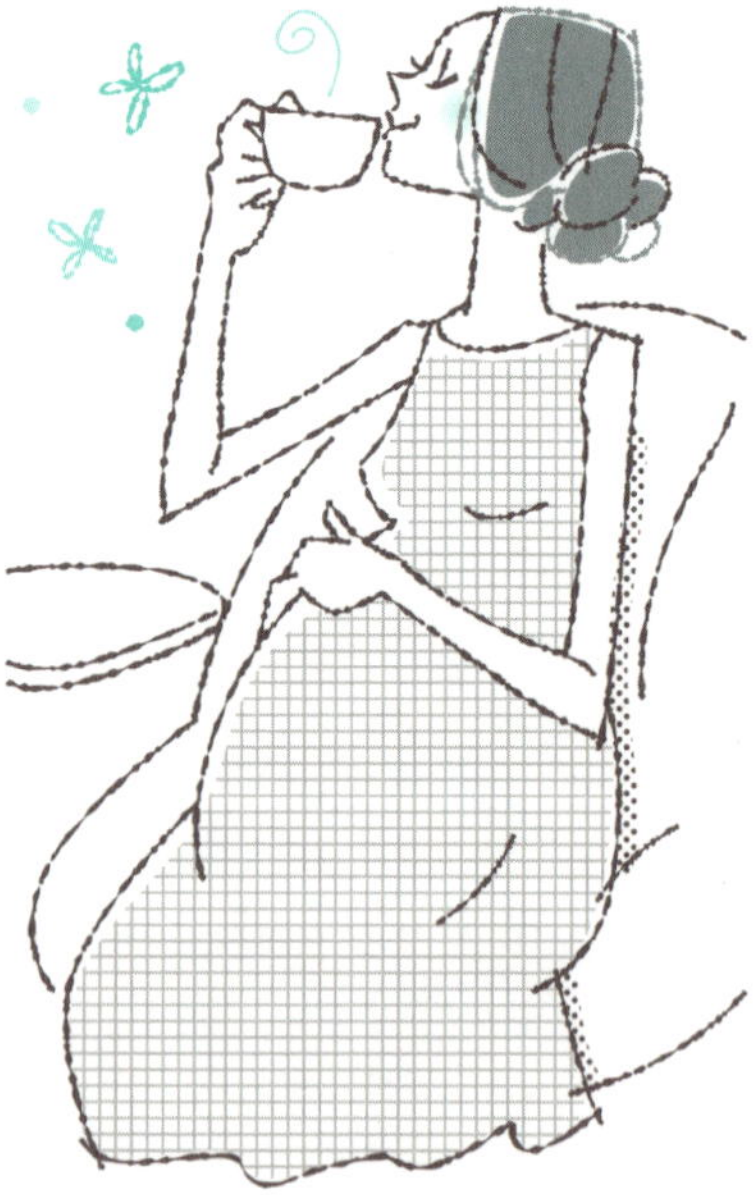

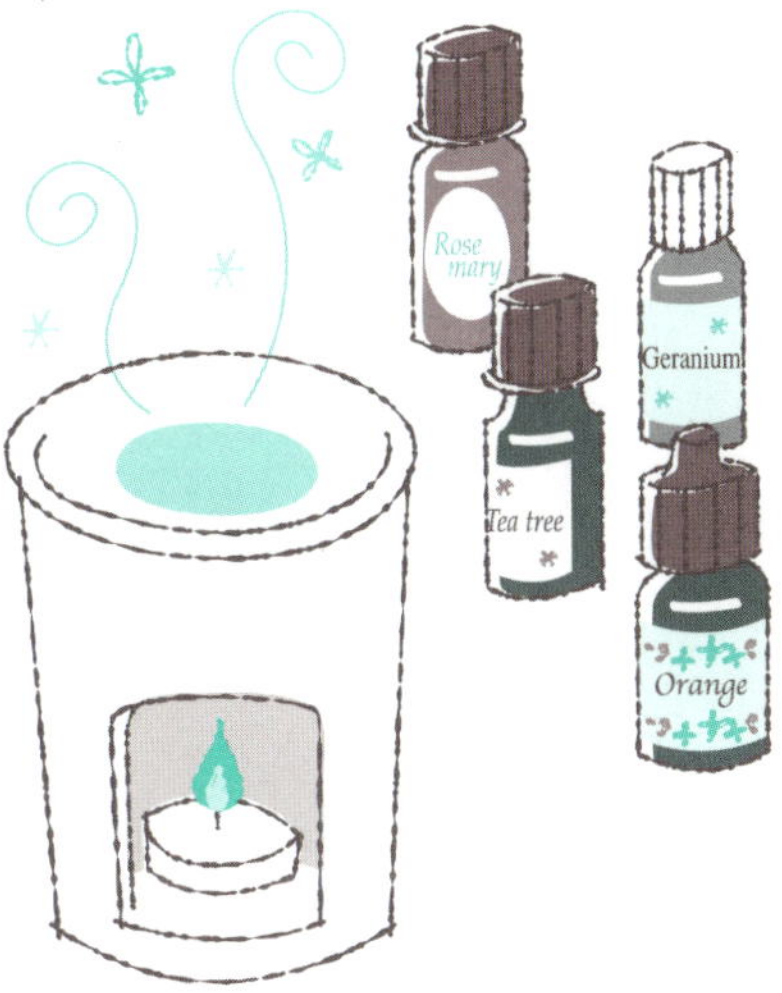

つわりやイライラを和らげる芳香浴

材料

グレープフルーツ精油 …… 1〜2滴

方法

アロマポットなどに精油を落とし、香りを部屋に漂わせる。

point

精油は薄めに使用しましょう。マグカップや小皿に水を張って精油を落とす方法にすると、より穏やかに香ります。レモンやベルガモットの精油を使用してもよいでしょう。

妊娠線を予防するアロマトリートメント

材料

ゼラニウム精油 …………… 1滴
スイートアーモンドオイル …… 10mℓ

方法

キャリアオイルに精油を混ぜ、トリートメントオイルを作る。手に取りおなかや太ももなどに塗り、やさしくさする。

point

精油は少なめにしましょう。肌をやわらかくする作用がある精油が有効。ラベンダーなどでもよいでしょう。

腰痛を緩和するアロマトリートメント

材料

レモングラス精油 ………… 1滴
スイートアーモンドオイル …… 10mℓ

方法

キャリアオイルに精油を混ぜて、トリートメントオイルを作る。手に取り腰に塗り、やさしくもみほぐす。

point

精油は少なめにして、香りをかいで、リラックスしながら行いましょう。パートナーに行ってもらうのがおすすめ。

妊娠・出産

分娩時の緊張

症状

お産の不安や痛みを アロマセラピーが和らげる

赤ちゃんとの対面は待ち遠しいものですが、出産が近づくとともに陣痛への恐怖や緊張も高まるものです。最近は、妊婦さんがリラックスしてお産にのぞめるように、分娩時にアロマセラピーを取り入れている病院も多くなっています。

また、分娩時は赤ちゃんを体外へ送り出すため全身に力が入るので、筋肉の緊張と陣痛の痛みでより疲労が強くなります。こうした痛みへの不安や筋緊張を緩和するために、アロマセラピーが役立ちます。

対処法

筋肉の緊張緩和と 精神の緊張緩和を

「安産のハーブ」といわれるラズベリーリーフには、子宮筋や骨盤周囲の筋肉をゆるめる作用があるといわれています。予定日の6～8週間前からお茶として飲んだり、陣痛が起きてからの水分補給にするのもおすすめです。

分娩時によく使用される精油は、ラベンダー、ゼラニウム、クラリセージ、カモミール・ローマンなど。母体の疲労を癒し、最後のひと頑張りの気力を引き出してくれます。芳香浴や脚や腰などのアロマトリートメントをすると、母体の疲労感が和らぎます。

分娩時にアロマセラピーを使用したい場合

最近は積極的にアロマセラピーを取り入れている産婦人科も多く、分娩時に使用されることも少なくなりません。しかし、病院によっては断られてしまうこともあります。分娩時にアロマセラピーを使用したいときは、事前に相談してみましょう。

安産のための
ハーブティー

材料（1人分）

ラズベリーリーフ‥‥‥‥‥ 1つまみ

方法

ティーポットにハーブを入れてお湯を注ぎ、ふたをして3分程度蒸らす。

point

出産にそなえて、予定日の6～8週間前から飲むのがおすすめです。陣痛が起きてからの水分補給にも適しているので、たっぷり飲みましょう。

分娩時にリラックス
できる芳香浴

材料

ラベンダー精油‥‥‥‥‥‥‥2滴

方法

アロマポットなどに精油を落とし、香りを漂わせる。

point

分娩による緊張や不安を和らげます。精油はオレンジ・スイートでもよいでしょう。芳香浴が可能かどうかは、事前にお産をする病院へ問い合わせてください。

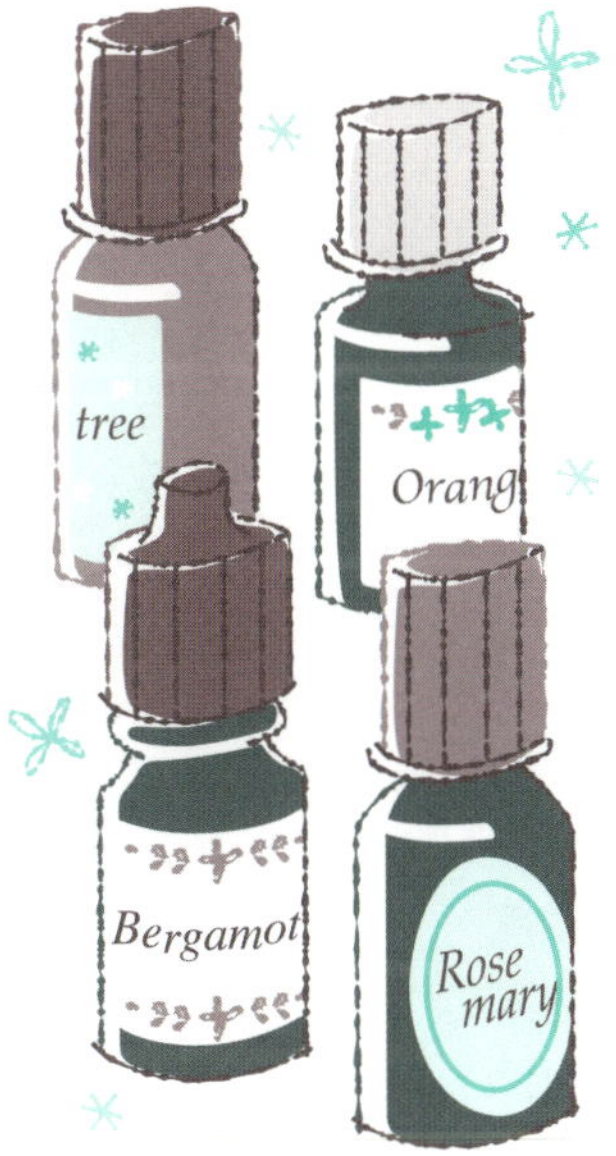

陣痛の疲労を和らげる
アロマトリートメント

材料

ラベンダー精油‥‥‥‥‥‥‥ 1滴
クラリセージ精油 ‥‥‥‥‥‥ 1滴
スイートアーモンドオイル ‥‥ 20mℓ

方法

キャリアオイルに精油を混ぜて、トリートメントオイルを作る。手に取り腰などに塗り、やさしくさすってもらう。

point

お産時のサポートに、パートナーにさするように行ってもらうとよいでしょう。

産後のトラブル

症状

出産直後は疲労のピーク。無理をしないことが大切

分娩のときは、長時間何度もいきむため、体中の筋肉が緊張します。また、精神的にも緊張・興奮状態が続くため、心身ともにぐったりして疲労感がしばらく抜けないのも無理はありません。

また、妊娠中に胎盤から大量に出ていたホルモンが、出産によって急激に減るので、脳が混乱して、うつ状態になるケースも少なくありません。この症状は「マタニティーブルー」と呼ばれ、半数以上の人が経験するともいわれます。出産後3日目くらいからわけもなく泣きたくなったり、イライラしたりする症状が出るのが一般的。そういう時期だと割り切って休養を心がけていれば、通常は1~2週間でおさまります。

しかし、なかには産後うつに発展してしまうこともあります。そうならないように、出産直後はできるだけ家族に協力をしてもらい、リラックスして過ごせるようにすることが大切。お気に入りの精油やハーブを使用して、穏やかな気持ちで過ごしましょう。

授乳中に不調が起きた場合、薬のすべてが服用できないわけではありませんが、症状が軽ければ、まずは精油やハーブで対処するとよいでしょう。

ママがアロマセラピーを行うときの注意点

生後1ヶ月までの新生児に精油を直接使用することはすすめられません。ママがアロマセラピーを行うときも、赤ちゃんに触れると付着する可能性があるので、濃度の高いトリートメントは避けて。乳幼児や子どもにアロマセラピーを行う方法は、152−153ページを参照してください。

対処法 精油やハーブで心のバランスを保つ

出産直後は、アロマトリートメントで分娩による心身の疲労を回復しましょう。精油は、筋肉の緊張をほぐすラベンダーやサイプレスがおすすめ。パートナーに行ってもらうと、リラックス効果が高まります。また、マタニティーブルーには、リラックス効果のある精油やハーブを。１２０－１２１ページ「抑うつ状態」や、１１０－１１１ページ「不安・緊張」の項目を参照にケアしましょう。

　産後に限らず、育児をするうえでもひと息つく時間をもつことは大切。ママにストレスがたまれば、赤ちゃんにも影響が出てしまいます。休息にハーブティーを飲んだり、芳香浴やアロマバスをして、手軽にできるリラックスタイムを作りましょう。

対処法 母乳の分泌を促進するハーブティーもある

本格的に育児が始まると、ママは毎日大忙し。肩こりや腰痛、頭痛などといったトラブルも起こります。あまりに症状がつらいときは、病院で相談することをおすすめしますが、症状が軽い場合は精油やハーブのセルフケアを取り入れて、心身の健康を保ちましょう。セルフケアの方法は、該当する症状の項目をそれぞれ参照してください。

　授乳に役立つといわれているハーブもいくつかあります。母乳の分泌を促すといわれているのは、タンポポやフェンネル、ネトルなどです。授乳時は、これらのハーブティーを毎日飲むとよいでしょう。逆に民間伝承ではありますが、ミントは母乳の分泌を減らすといわれています。

ダイエットは出産後に

妊娠中に母親の栄養状態が悪く、生まれたときの赤ちゃんの体重が少な過ぎると、将来赤ちゃんがメタボリック症候群になる危険性が高まります。妊娠中は、あまり食事制限をしなくてOK。出産後、体重がなかなか妊娠前に戻らないようであれば、100−101ページ「太りすぎ」の項目を参考に体重管理をしましょう。

イライラや不安を鎮めるハーブティー

材料（1人分）

カモミール・ジャーマン‥‥1/2つまみ
パッションフラワー‥‥‥‥1/2つまみ

方法

ティーポットにハーブを入れてお湯を注ぎ、ふたをして3分程度蒸らす。

point

マタニティーブルーのときや育児に疲れたときの精神安定に。香りを楽しみながら、リラックスした気分で味わって。

産後の精神不安を和らげる芳香浴

材料

ゼラニウム精油‥‥‥‥‥‥‥1滴
オレンジ・スイート精油‥‥‥‥1滴

方法

アロマポットなどに精油を落とし、ゆっくり香りを漂わせる。

point

忙しいときは、ぬるま湯を張ったマグカップに精油を落とす方法でもよいでしょう。好きな香りであれば、どんな精油でも効果があります。

母乳の出をよくするハーブティー

材料（1人分）

タンポポ‥‥‥‥‥‥‥‥1つまみ

方法

ティーポットにハーブを入れてお湯を注ぎ、ふたをして3分程度蒸らす。

point

母乳の出が悪い人は、毎日の習慣にするとよいでしょう。フェンネルやネトルなどをブレンドしても。

育児や産後の筋肉疲労を解消するトリートメント

材料

ラベンダー精油‥‥‥‥‥‥‥1滴
サイプレス精油‥‥‥‥‥‥‥1滴
スイートアーモンドオイル‥‥‥20mℓ

方法

キャリアオイルに精油を混ぜて、トリートメントオイルを作る。手に取って首や肩、腰などに塗り、やさしくさする。

point

入浴をして血行をよくしてから、行うと効果的。香りを楽しみながら、リラックスした気分で行いましょう。

橋口先生が診た
症例

二人目出産後のマタニティーブルーと育児疲労を、セルフケアで改善。

(20代後半女性・Wさん)

Ｗさんは二人目のお子さんの出産２ヶ月後に、動悸がひどく、よく眠れないということで来院されました。診察すると脈が速く、交感神経が緊張している状態でした。

Ｗさんは実家が遠く、ご主人も遅くまで会社にいることが多かったため、育児や家事をすべてひとりで行っていました。さらに上のお子さんが２歳ということもあり、ママにべったり。知らないうちに、心身の疲労がたまっていたようです。

また、産まれた赤ちゃんには生まれつきの病気がありました。命にかかわるような重大な病気ではないのですが、「自分が悪かったのではないか……」と思い悩んでいました。抗うつ剤を使うほど深刻な抑うつ状態ではなかったため、産後の回復を助ける漢方薬を服用しつつ、セルフケアをするようにアドバイスしました。

Ｗさんの場合、二人の子育てで肉体的な疲労も大きいので、体と心の両面に働きかけるケアが最適。そこでリラックス効果があり、筋緊張を和らげるのにも役立つラベンダーとサイプレスの精油を使った、入浴後のアロマトリートメントをすすめました。さらに肉体疲労と精神疲労を蓄積させないよう、リラックス効果のあるカモミール・ジャーマンとパッションフラワーのハーブティーを飲むことを習慣に。いずれもＷさんの負担にならないような、簡単に行えるケアというのもポイントです。

Ｗさんはまだ来院されていますが、産後１年ですでに仕事にも復帰しています。ここで頑張りすぎないようにようすをみながら、治療を終了する予定です。

子どものアロマ・ハーブセラピー

注意して使用すれば、乳幼児や子どもにも精油やハーブは役立ちます。

濃度に気を付ければ子どもにも精油やハーブが使える

子どもは、においに敏感。柑橘系などの親しみやすい香りでアロマセラピーを行えば、「いいにおい！」と喜ぶことでしょう。

生まれて1ヶ月までは精油を使用することはすすめられませんが、3ヶ月を過ぎた頃からはいっしょに芳香浴を楽しんだり、精油を入れて入浴するのもよいでしょう。1歳を過ぎてかんしゃくを起こしたり、夜泣きが激しい子どもにも、芳香浴やハーブティーが役立ってくれます。

ただし、子どもに精油を使用する際は、いずれも濃度は通常の半分にするようにしてください。また、神経刺激作用がある精油や、香りが強いものは避けます（使用を避けたほうがよい精油は153ページの下表参照）。どの精油を使用するか迷ったら、オレンジ・スイートを選ぶとよいでしょう。

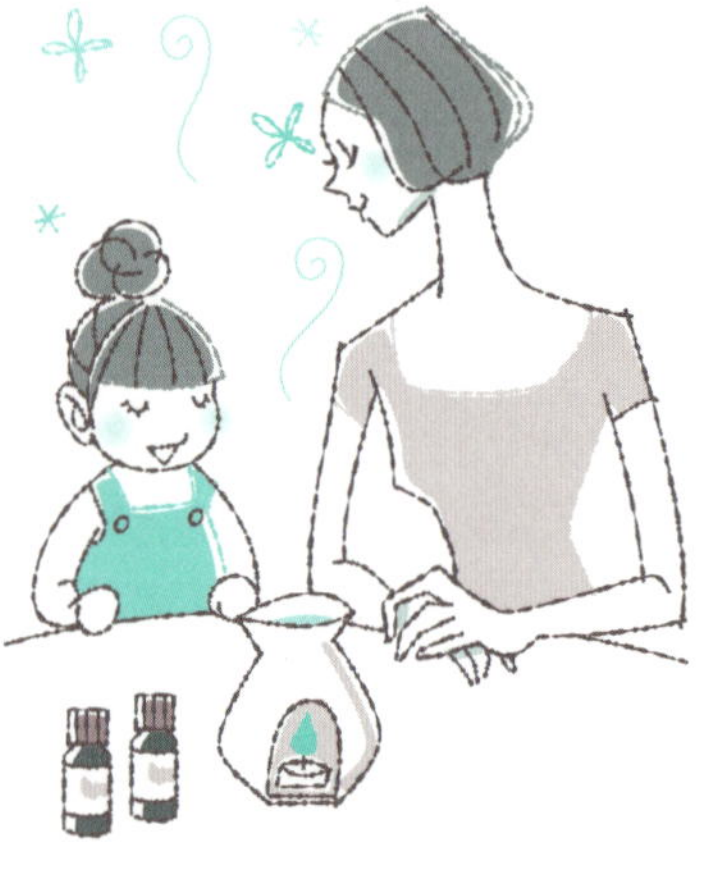

乳幼児とママの精神状態は伝染しやすい

乳幼児とお母さんは、互いの精神状態の影響を強く受けます。だから子どもがかんしゃくを起こしたり、夜泣きをしたときは、いっしょにハーブティーを飲んだり、アロマバスに入るのも効果的。自分がイライラしていると思ったら、子どもに伝染する前に対処しましょう。

子どもにおすすめなのはカモミールティー

赤ちゃんが母乳やミルク以外の飲み物を飲めるようになったら、ハーブティーを飲ませても大丈夫。ただし、大人が飲むハーブティーの、半分くらいの濃度に薄めてください。

子どもに最適なハーブティーは、カモミール・ジャーマン。子どもは臍疝《さいせん》痛と呼ばれる腹痛を起こすことがありますが、こうした症状にも効果を発揮します。さらに鎮静作用にも優れているので、子どもがピリピリしているときにも有効。そんなときはママもイライラしていることが多いので、いっしょに飲みましょう。ほんのり甘いカモミール・ジャーマンは、子どもに受け入れられやすい味です。子どもが好きな味のリンデンも落ち着かないときにおすすめです。

子どもの精油・ハーブ

※子どもにおすすめ

精油　オレンジ・スイート、カモミール・ローマン、グレープフルーツ、ゼラニウム、ベルガモット、フランキンセンス、ラベンダー、レモン

ハーブ　エルダー、カモミール・ジャーマン、フェンネル、リンデン、レモンバーベナ

※子どもへの大量の使用を避けたほうがよい

精油　シダーウッド・アトラス、フェンネル、ローズマリー・シネオール、ローズマリー・ベルベノン

ハーブ　セントジョンズワート、バレリアン

子どもによくみられる腹痛の原因は？

胃腸が未熟な乳幼児は、食事中や食後、精神的ストレスを感じたときなど、ちょっとしたことで腹痛を起こします。「臍疝《さいせん》痛」と呼ばれるこの腹痛は、20～30分も経てばケロッと治るのも特徴です。成長に伴い次第に腹痛は減りますが、痛みの改善にはカモミール・ジャーマンとフェンネルのベビーティーが効果的です。ただし、血便があったり腹痛が長びくときは受診を。

ベビーマッサージ

症状対処法

赤ちゃんの情緒が安定し 親子の絆が深まる

　赤ちゃんとのコミュニケーションツールとして、マッサージを行うのもおすすめです。赤ちゃんは、親に体を触れられていると安心して、情緒が安定します。そのため、ベビーマッサージをすると寝つきもよくなるといわれているのです。普段接する時間が短い、お父さんが行うのもよいでしょう。また、ベビーマッサージは赤ちゃんにとって軽い運動効果もあり、便秘などの解消にもなります。

　ベビーマッサージをするときは、精油は使用せず、皮膚の保護作用があるホホバオイルやスイートアーモンドオイルといった、キャリアオイルのみで行います。赤ちゃんのようすをみながら体をやさしくさするようになで、声をかけながら行うと絆が深まります。嫌がったり体調が悪そうなときは、すぐに中止しましょう。

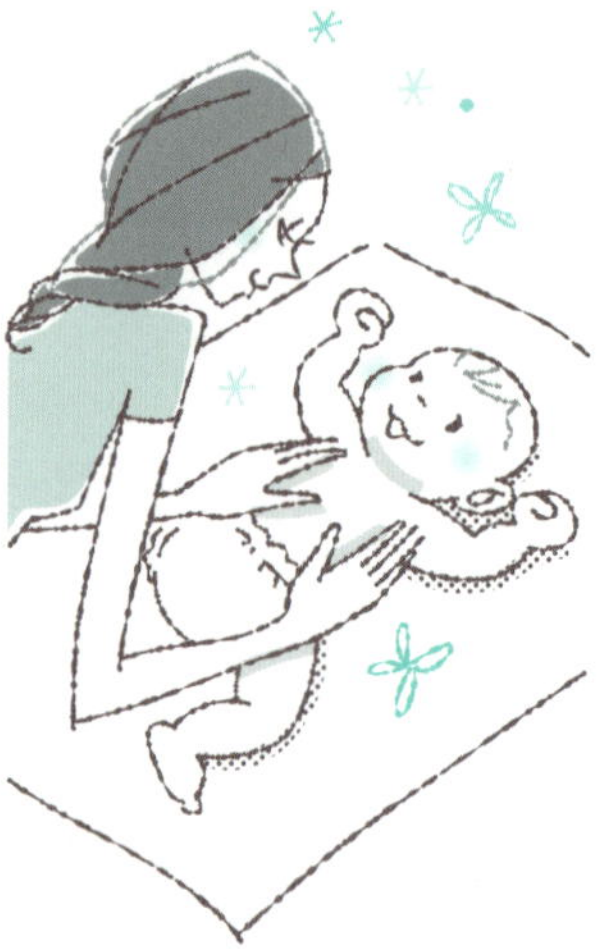

赤ちゃんに使用するキャリアオイル

　1歳を過ぎた頃から肌が乾燥し始めるので、キャリアオイルを使ったベビーマッサージは保湿効果も期待できます。1歳未満の赤ちゃんの肌は少し脂っぽいので、オイルを使わないほうがよい場合もあります。特に、脂ろう性皮膚炎がある部分は、使用を避けましょう。

子どものアロマ・ハーブセラピー

子どものイライラ

症状対処法

リラックス効果のある精油やハーブを薄めて使用

自立心が芽生えてくる2歳頃から、激しいかんしゃくを起こすことがあります。親もいっしょにイライラしては事態が悪化するので、成長過程と割り切って対応しましょう。

こういうときは、リンデンとカモミール・ジャーマンのブレンドティーを親子で飲みましょう。また、精油であればオレンジ・スイートやラベンダー、ゼラニウムといったリラックス効果のある、優しい香りが子どもに向いています。アロマスプレーや芳香浴、アロマバスでいっしょに楽しみましょう。

子どもがイライラしたときの芳香浴

材料

オレンジ・スイート精油‥1滴

方法

アロマポットなどに精油を落とし、香りを漂わせる。

point

香りが漂ってきたら、「いい香りがするね」などと声をかけて、コミュニケーションをとりましょう。何種類か精油を持っているのであれば、好きな香りを選ばせてあげるのもよいでしょう。

部屋にシュッとスプレーし、イライラを解消！

材料

ゼラニウム精油････････3滴
ラベンダー精油････････3滴
無水エタノール･･････10mℓ
精製水　････････････40mℓ
保存容器（スプレータイプ）

方法

保存容器にエタノールと精油を入れて混ぜ、精製水を加えて混ぜる。

point

朝起きたときや、ぐずっているときに、部屋にシュッとスプレーしてあげましょう。

その他のトラブル

冷え性やむくみ、におい、体の痛み、スキンケアなどにも効果を発揮。

冷え性やむくみなどの慢性的な悩みにも効果的

慢性的な冷え性に悩んでいる女性は多く、同時にむくみの症状が出ることもあります。漢方薬で治療するという方法もありますが、まずはセルフケアで改善をはかるとよいでしょう。

不快症状を緩和するためには、アロマバスやアロマトリートメントなどで、血行を促進することがポイントです。それぞれの症状に効果的な精油があるので、複数の症状も見られる場合は、精油をブレンドして使用するのもよいでしょう。

肩こりや腰痛、筋肉痛が起きたときの対処法

肩こりや腰痛、筋肉痛といった体の痛み。いずれも筋肉の緊張が要因となるので、症状緩和に役立つ共通の精油やハーブが多くあります。精油では、血管拡張作用や抗痙攣作用のあるカモミール・ローマン、鎮痛作用のあるレモングラス、ローズマリーがその代表。いずれもアロマバスで血行を促進してから、やさしくさするように患部をアロマトリートメントすると効果的です。また、湿布も症状緩和に適当。慢性的な症状には温湿布、急性の症状には冷湿布と、使い分けましょう。

セルフケアで口臭や体臭といったにおい対策を

気になるにおいの予防・対策には、口の中や皮膚の悪玉菌を減らす、抗菌作用のある精油やハーブを使用するとよいでしょう。口臭が気になるときは、ミントティーを飲むとスッキリします。体臭にはティートリーの精油を使用したスプレーなどが有用です。

肌や髪の毛のケアにも。ただし、使用方法は守って

スキンケアやヘアケアなどにも精油が使われます。皮膚から有効成分が吸収されて作用するだけでなく、香りによるリラックス効果も得られるので、美容に大敵となるストレスを緩和することもできて一石二鳥。ときどきトリートメント（マッサージ）をすると、血行が促進されて老化予防になります。ただし、顔の皮膚は敏感なので、トリートメントオイルの希釈濃度は0・5％以下にとどめ（42ページ参照）、目や口の近くは避けましょう。

また、肌の弱い人や、肌にトラブルがある場合は、精油の使用は控えましょう。キャリアオイルのみのトリートメントでも効果的なので、自分の肌や頭皮に合ったものを選びましょう（220ページ参照）。

「その他のトラブル」に効く精油・ハーブ

※冷え性に効く

精油　オレンジ・スイート、カモミール・ローマン、グレープフルーツ、サイプレス、ベルガモット、ラベンダー、レモングラス、ローズ、ローズマリー・ベルベノン

ハーブ　イチョウ、エルダー、カモミール・ジャーマン、カモミール・ローマン、ショウガ、チャイニーズアンゼリカ、ニンジン、マカ、リンデン、ローズマリー

※むくみに効く

精油　サイプレス、サンダルウッド、シダーウッド・アトラス、ジュニパー、フェンネル、ローズマリー・ベルベノン

ハーブ　タンポポ、ネトル、フェンネル

※腰痛、肩こりに効く

精油　オレンジ・スイート、カモミール・ローマン、クラリセージ、グレープフルーツ、ジュニパー、マジョラムスイート、ラベンダー、レモン、レモングラス、ローズマリー・シネオール、ローズウッド

ハーブ　カモミール・ジャーマン、カモミール・ローマン、ショウガ、リコリス、リンデン

※皮膚トラブルにおすすめ

精油　カモミール・ローマン、カモミール・ジャーマン、ゼラニウム、ティートリー、ネロリ、フランキンセンス、ラベンダー、ローズ、ローズウッド

ハーブ　エキナセア、エルダー、カモミール・ジャーマン、タンポポ、ネトル、ハイビスカス、ローズ、ローズヒップ

その他のトラブル

冷え性

症状

筋肉量が少ないことや交感神経の緊張が原因で冷える

夏にもかかわらず体全体が冷える、手足の指先が冷たい、背中や腰が冷たい……といった症状が起こる冷え性。不眠トラブルや乾燥肌、肩こり、月経不順などのトラブルが併発することも多く、深刻な冷え性に悩んでいる人も少なくありません。男性に冷え性が起こらないわけではありませんが、圧倒的に女性に多いのも特徴です。

女性に冷え性が多いのは、主に筋肉量が少ないことが原因。筋肉が少ないと基礎代謝が低くなるため、体温も低くなり、全身が冷えてしまうのです。筋肉が少ないのは生まれつきの場合もありますが、運動不足や加齢も原因のひとつです。

改善にはタンパク質をとることがポイント。タンパク質の消化吸収にはたくさんのエネルギーが必要で、代謝に伴って一時的に体温が上がるのです。また、筋肉量を増やすためにも、タンパク質の摂取が不可欠。適度な運動を取り入れることも大切です。

局所的に冷える場合は、血行不良による冷え性が多く、自律神経失調も原因のひとつ。緊張したときに手が冷たくなるのと同じ原理で、交感神経の過剰反応が続くと、血管が収縮してしまうのです。

冷え性改善には、赤身肉を

漢方では、冷え性の薬膳に体熱産生作用が強い鴨、羊、猪などを使います。これらの赤身肉には飽和脂肪が多く含まれるため、消化吸収に時間がかかり、体を長く温めるのです。普段の食事では、鶏肉や豚肉よりも牛肉のほうが、冷え性改善に効果的です。

対処法

血管拡張作用とリラックス効果がある精油やハーブを

冷え性を改善するには、体を温めることもポイントです。アロマバスや足浴を毎日の習慣にしましょう。冷え性の場合、肌が乾燥していることが多いので、精油を天然塩と混ぜてから湯ぶねに入れると、お湯に入浴した際に感じる皮膚へのピリピリとした刺激が和らぎます。

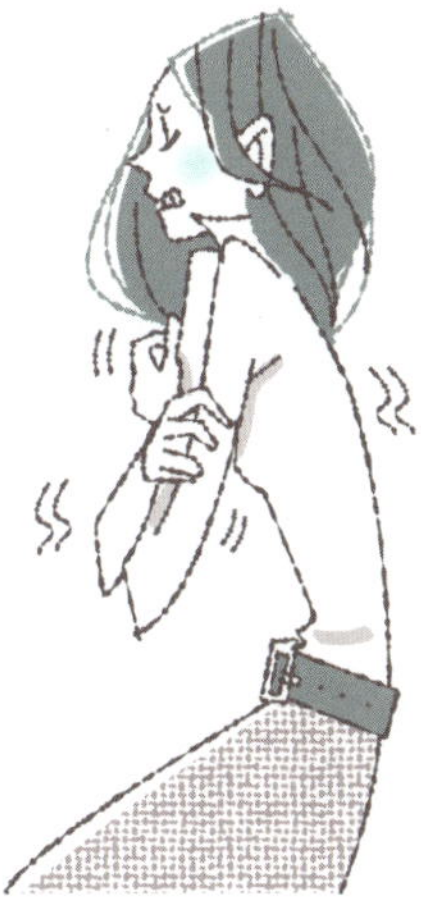

使用する精油は血管を拡張し、体を温める効果があるオレンジ・スイートやベルガモットなど、柑橘系のものを。ただし、交感神経の緊張が強くて冷え性が起きている場合は、リフレッシュ効果のある柑橘系の精油だとかえって交感神経を刺激してしまうので、リラックス効果の高いラベンダー、カモミール・ローマン、ローズなどがおすすめです。110-111ページ「不安、緊張」の項目も参照して、精油を選んでください。

ハーブティーなら、末梢血管の拡張作用とリラックス効果のあるカモミール・ローマンやリンデンがおすすめです。また、発汗作用があるショウガは、冷え性の人が積極的に取り入れたいハーブ。紅茶に加えてジンジャーティーにしたり（体を温めるシナモンを加えてもよい）、ショウガの絞り汁とハチミツをお湯に入れてショウガ湯にするなどして、飲むとよいでしょう。

冷え性と月経不順に有効なハーブ

冷え性に悩む女性は、月経不順も併発しているケースが多いようです。そのどちらの症状改善にも役立つのは、マカやチャイニーズアンゼリカ。これらのハーブは、末梢の循環をよくする作用が強いだけでなく、冷えによる乾燥肌の改善にも役立ちます。薬用酒やサプリメントなどで摂取するとよいでしょう。

ポカポカショウガの足浴

材料

ショウガ ･･････････････････ 適量

方法

洗面器かバケツに熱めのお湯を張り、ショウガを皮ごとすり下ろしたものを入れて混ぜ、足をつけます。お湯がぬるくなってきたら、お湯を足しましょう。

point

やけどをしないように注意しましょう。5～10分程度つけていると、全身が温まり、うっすらと汗をかいてきます。

血行を促進するアロマバス

材料

オレンジ・スイート精油 ･･････ 2滴
ベルガモット精油 ･･･････････ 1滴
天然塩 ････････････････ ひとつかみ

方法

天然塩に精油を入れてよく混ぜ、湯ぶねに入れてよく混ぜて入浴する。

point

天然塩と精油を混ぜ合わせておくと、精油が揮発しにくくなります。ぬるめのお湯に、長めに入りましょう。

冷えを感じたときのジンジャーティー

材料（1人分）

紅茶 ･････････････････････ 1杯
ショウガ ･････････････････ 1かけ

方法

紅茶をいれ、ショウガの絞り汁かショウガのスライスを入れる。

point

はちみつを入れてもおいしくいただけます。ジンジャーティーには即効性があるので、冷えを感じたら飲むとよいでしょう。紅茶の代わりに、白湯にショウガとはちみつを入れても。

冷え性を改善する毎日のハーブティー

材料（1人分）

カモミール・ローマン ････ 1/2つまみ
リンデン ･･････････････ 1/2つまみ

方法

ティーポットにハーブを入れてお湯を注ぎ、ふたをして3分程度蒸らす。

point

カモミール・ジャーマンでもOK。夏でも冷たい飲み物はなるべく控え、ハーブティーを習慣にしましょう。

橋口先生が診た
症例

チョウセンニンジンやハーブティーをセルフケアに。

（30代前半の女性・Kさん）

基礎代謝が低く、熱を産生する力が少ない華奢な人は、冷え性になりやすいタイプです。Kさんもとても華奢で、体力がない体質。冷え性をはじめ、疲れやすい、頻繁に風邪をひく、胃腸のトラブルなどもよく起こるということで、来院されました。

そこで漢方薬による治療を行いながら、虚弱体質を改善するセルフケアをアドバイス。まずは、カフェイン飲料を控えて、カモミール・ジャーマンやエルダー、リンデンのブレンドティーを飲むようにすすめました。というのも、カフェインには血管収縮作用があるため、手足の冷えを悪化させてしまいます。さらに利尿作用もあるため、頻尿になりやすく、冷え性の人にはよくないのです。いっぽう、カモミール・ジャーマンは、胃腸のトラブルにも効果的なので、うってつけです。

また、Kさんは食が細く疲れやすいということだったので、チョウセンニンジンをすすめました。滋養強壮に効果的なチョウセンニンジンは、もともと胃腸が虚弱で冷えが強く、気力も落ちやすいといった場合にたいへん有効なのです。チョウセンニンジンには独特の香りがありますが、黒糖などで甘みをつけた濃縮エキスであれば比較的飲みやすいので、それをアップルティーのようなフレーバーティーに入れて飲むことをすすめました。

Kさんがセルフケアを取り入れて、約半年ほどたちました。体質によるかなり強い冷え性なので漢方薬はまだ欠かせませんが、冷えをはじめ、疲れやすさや胃腸の不調もかなり改善してきているとのことです。

その他のトラブル

むくみ

症状

朝は顔や手、夜は下半身にむくみが出やすい

むくみは血管やリンパ管から水分がしみ出し、皮下組織の中にたまった状態です。「浮腫」ともいい、圧迫すると痕ができます。不快と感じるかは個人差が大きく、女性に多いのも特徴です。

むくみが起こる主な原因は、重力。朝起きると顔や手がむくんでいるというのは、長時間横になっていたためです。逆に夕方は下半身、特に足やふくらはぎがむくみやすくなります。なぜなら、同じ姿勢を取り続けていると、血管やリンパ管を通って末梢から心臓に戻る、血液やリンパ液がうっ滞します。すると末梢から中枢に戻るのが物理的に困難となり、下半身の末梢血管やリンパ管の流れがうっ滞し、足やふくらはぎがむくむのです。また、靴下や下着なども圧迫する要因となり、下半身のむくみを引き起こします。

塩分やアルコールのとり過ぎ、運動不足もむくみを誘発します。さらに、女性は黄体期、特に月経前にむくむことがあり、これは排卵後に分泌が増える、プロゲステロンというホルモンの作用です（126ページ参照）。

あまりにもむくみが続く場合は、甲状腺機能低下症などの病気の可能性も考えられるので、病院で検査をしてください。

仕事の合間に、むくみ防止の運動を

むくみの予防法として、普段から軽い運動を習慣にしましょう。仕事の合間などに足首やかかとを上げ下げしたり、屈伸運動をしたりするだけなら簡単です。特に、座りっ放しや立ちっ放しで下半身のむくみが気になるときにおすすめです。

対処法

余分な水分を排出する効果がある精油やハーブを

むくみに効果的なのは、リンパ液の流れを促すアロマトリートメントです。末梢から中枢へ向かってなで上げたり、軽くもみ上げたりすると、症状が和らぎます。精油は水分排出作用のあるサイプレスやジュニパー、うっ滞除去作用のあるサンダルウッドなどが有効です。アロマトリートメントを行う前に、アロマバスでゆっくり温まっておくと、効果が高まります。

　また、ハーブは余分な水分を排出するタンポポやネトルが役立ちます。お茶として毎日飲むと予防にもなるので、おすすめです。ただし利尿作用があるので、頻尿が気になる人は、ほどほどの量にとどめたほうがよいでしょう。

血行を促進するアロマバス

材料

サイプレス精油 ‥‥‥‥‥‥‥ 3滴
天然塩 ‥‥‥‥‥‥‥‥ ひとつかみ

方法

天然塩に精油を入れてよく混ぜ、湯ぶねに入れてよく混ぜて入浴する。

point

天然塩と精油を混ぜ合わせておくと、精油が揮発しにくくなります。ぬるめのお湯で、長めに入りましょう。湯ぶねの中で、足を軽くマッサージするのも効果的です。

足のむくみを解消する、アロマトリートメント

材料

ジュニパー精油 ‥‥‥‥‥‥‥ 2滴
スイートアーモンドオイル ‥‥ 10mℓ

方法

キャリアオイルに精油を混ぜて、トリートメントオイルを作る。手に取り、ふくらはぎや足に塗り、やさしくさする。

point

入浴して血行をよくしてから行うと、効果が高まります。末梢から中枢へ向かってなで上げたり、軽くもみ上げたりしましょう。

その他のトラブル

口臭

症状対処法

抗菌作用のあるもので口内の悪玉菌を減らす

口臭には、ネギ類やニンニクなどの食べ物を口にしたことによる生理的な現象と、なんらかの病気によるものがあります。病気が原因の場合、いちばん多いのは歯周病。加齢により、唾液の分泌が減ると起こりやすくなります。朝の口臭も、多くは歯周病が原因です。また、慢性副鼻腔炎や、扁桃肥大でできる膿《のう》栓《せん》も口臭を引き起こします。

セルフケアとしては、ティートリー精油のうがいや、爽快感のあるミントティーが役立ちます。

口内の悪玉菌を減らすうがい

材料

ティートリー精油‥‥‥‥1滴
はちみつ‥‥‥‥‥‥‥適量

方法

はちみつに精油を落とし、よく混ぜる。約200mℓの水に入れてよく混ぜ、うがいをする。

point

はちみつを使用すると、精油が溶けやすくなります。ティートリー以外の精油は使用しないこと。飲み込まないように注意しましょう。

口の中をすっきさせるハーブティー

材料（1人分）

ミント‥‥‥‥‥‥‥1つまみ

方法

ティーポットにハーブを入れてお湯を注ぎ、ふたをして3分程度蒸らす。

point

ネギ類やニンニクなど、口臭の原因になるものを食べたあとにおすすめ。口の中がすっきりします。

その他のトラブル

汗のにおい

症状対処法

不快なにおいには皮膚の悪玉菌を減らす精油を

思春期頃から、わきなどのアポクリン汗腺から出る汗のにおいに悩まされるケースがあります。汗自体はもともと無臭ですが、汗が皮膚の悪玉菌で分解されると脂肪酸が生じ、においの原因になるのです。一時的な対処法ではありますが、ティートリーやタイム・リナロールのスプレーで、においを抑えることができます。また、足のにおいが気になるときは靴のケアを。脱いだ靴の中にティートリーかタイム・リナロールのスプレーをふきつけて、乾燥させましょう。

汗のにおいが気になるときのスプレー

材料

タイム・リナロール精油‥6滴
無水エタノール‥‥‥‥5mℓ
精製水‥‥‥‥‥‥‥10mℓ
保存容器（スプレータイプ）

方法

保存容器に精油とエタノールを入れて混ぜ、精製水を加えて混ぜる。

point

使用する前は、そのつどよく振って。汗をかくたびにスプレーしましょう。みつろうなどを溶かしてティートリーの精油を加え、軟こうを作ってもよいでしょう。

においが気になる人の、毎日のハーブティー

材料（1人分）

ローズ‥‥‥‥‥‥‥1つまみ

方法

ティーポットにハーブを入れてお湯を注ぎ、ふたをして3分程度蒸らす。

point

香りのよいローズのハーブティーを飲み続けると、香り成分が汗にも出て、体臭が多少改善されることがあります。

その他のトラブル

腰痛、肩こり

症状　筋肉の緊張が原因で血行が悪くなって起こる

重いものを持ち上げたあとなど、突発的に起こる腰痛や肩こりもありますが、慢性の腰痛や肩こりは多くの場合、筋肉の緊張が原因。運動不足や長時間のデスクワークで同じ姿勢を取り続けていると、血行が悪くなって乳酸などの疲労物質がたまってしまいます。

また、精神的な緊張は筋肉の緊張を助長するので、腰痛や肩こりが悪化し、緊張型頭痛を引き起こすこともあります。精油やハーブでストレスケアをすることも、予防や症状緩和につながります。

対処法　血行を促進するセルフケアを取り入れる

セルフケアには血行を促進するトリートメントやアロマバス、温湿布が有効です。精油は末梢血管を拡張する柑橘系のもの、筋緊張を緩和するラベンダーやクラリセージ、血管拡張と筋緊張緩和に効果的なカモミール・ローマン、鎮痛作用があるレモングラスやローズマリー・シネオールなどを。リラックス効果もあり、ストレスによる悪化も防げます。

また、血管拡張作用とリラックス効果のあるカモミール・ローマン（またはジャーマン）やリンデンのハーブティーも効果的です。

背中の痛みも腰痛

医学的には腰だけでなく、背中からお尻の近くまで、すべての痛みを「腰痛」と呼びます。腰痛は脊椎や椎間板の異常が原因となって起こる場合もありますが、慢性的な腰痛のいちばん多い原因は、体を起こしている姿勢を保つために使われる筋肉の疲労です。

1日のこりをほぐす アロマトリートメント

材料

ラベンダー精油……………1滴
レモングラス精油…………1滴
スイートアーモンドオイル……10mℓ

方法

キャリアオイルに精油を混ぜ、トリートメントオイルを作る。手に取って痛みのあるところに塗り、やさしくさする。

point

肩が痛いときは首筋から肩上部へ、腰が痛いときは腰から背中にかけて、やさしくさすります。

慢性的な痛みに！ ポカポカ温湿布

材料

ショウガ……………………1かけ

方法

鍋で多めにお湯をわかし、皮ごとすりおろしたショウガを加えてひと煮立ちさせ、洗面器などにこしてうつす。少し冷めたらタオルや布に含ませ、よく水けをしぼったら、痛みを感じる部分に当てる。

point

温湿布は、慢性的な痛みに効きます。やけどをしないように注意しましょう。

血行促進＆リラックス効果があるハーブティー

材料（1人分）

カモミール・ローマン……1/2つまみ
リンデン……………………1/2つまみ

方法

ティーポットにハーブを入れてお湯を注ぎ、ふたをして3分程度蒸らす。

point

カモミール・ジャーマンでもOKです。精神的な緊張からくる肩こりや腰痛にも効果があります。毎日飲みましょう。

心の緊張もほぐす アロマバス

材料

オレンジ・スイート精油………3滴
天然塩……………………ひとつかみ

方法

天然塩に精油を入れてよく混ぜ、湯ぶねに入れてよく混ぜて入浴する。

point

天然塩と精油を混ぜ合わせておくと、精油が揮発しにくくなります。時間がなければ、手浴や足浴でも効果があります。

筋肉痛

症状対処法

冷湿布→アロマバス→アロマトリートメントでケア

筋肉痛を防ぐためには、運動直後に筋肉を冷やすことが肝心。上昇した筋肉の温度を下げると、炎症やむくみが進行しにくくなります。鎮痛作用のあるローズマリー・シネオールやレモングラスの精油を使用した冷湿布でクールダウンさせましょう。炎症が落ち着いたら、筋肉のこわばりとむくみを解消するアロマバスで血行を促進します。さらに痛みが強い部分には、抗痙攣作用のあるクラリセージやカモミール・ローマンの精油でアロマトリートメントをすると効果的です。

運動直後に行う、筋肉痛を予防する冷湿布

材料

ローズマリー・シネオール精油 ‥2滴

方法

洗面器などに冷たい水を入れ、そこに精油を落としてよく混ぜ、タオルや布に含ませる。よく水けをしぼったら、足などに当てる。

point

しっかりクールダウンできるように、冷たい水を使いましょう。運動直後に行うことが、予防のポイントです。

筋肉痛を和らげるアロマトリートメント

材料

クラリセージ精油 ‥‥‥2滴
スイートアーモンドオイル ‥‥10mℓ

方法

キャリアオイルに精油を混ぜて、トリートメントオイルを作る。手に取り足などに塗り、やさしくもみほぐす。

point

入浴して血行をよくしてから、行いましょう。精油はカモミール・ローマンやラベンダーなどでもよいでしょう。

その他のトラブル

やけど

症状対処法

ラベンダーかティートリー精油を直接患部に塗布

やけどをしたら、まずは流水や氷で冷やしましょう。その後、赤くてヒリヒリしている程度の軽いやけどなら、精油を直接塗布してケアします。

やけどのケアに役立つ精油といえば、抗炎症作用や鎮痛作用があるラベンダーかティートリー。この2つの精油に限っては、使用する範囲が広くなければ、希釈をせずに直接皮膚に塗っても問題ありません。綿棒やコットンで、直接患部に塗布しましょう。

精油を塗ったら、ガーゼやバンソウコウで患部をおおわないこと。精油は作用が強いので、通気性が悪いと効きすぎて、皮膚がただれてしまう場合もあります。ただし、患部をぶつけるなど外傷を受けやすい場合は、保護のために、軽くガーゼを当てておいたほうがよいでしょう。

赤くてヒリヒリする やけどの痛みを緩和する塗布

材料

ラベンダー精油・・・・・・・・1～2滴

方法

やけどが軽症の場合は、精油を綿棒かコットンに落とし、やさしく塗布する。ガーゼやバンソウコウは原則的には使用しないように。

やけどで水ほうができてしまったら

やけどの範囲が広かったり、肌の深部にまでおよんでいる可能性があるときは、まずは冷やし、すぐに病院で診てもらってください。精油を使用したケアは、控えましょう。また、水ほうができている場合も精油の塗布は避けてください。

その他のトラブル

虫さされ

症状対処法

虫よけやかゆみ止めに役立つ精油でケア

虫さされのかゆみを抑えるには、ティートリーやラベンダーの精油が効果を発揮します。精油を加えた軟こうやオイルを作るか、患部に直接精油を塗布するとよいでしょう。ただし敏感肌の人や乳幼児は、直接塗布するのは避けてください。

また、虫よけにはレモングラスやユーカリ・グロブルスなどの、スーッとするような香りの精油が役立ちます。虫を寄せ付けないように、アロマディフューザーなどを使用し、部屋に拡散させましょう。

かゆみを抑える軟こう

材料

ティートリー精油・・・・・・・2滴
シアバター ・・・・・・・・・・ 約10g

方法

シアバターを湯せんで溶かし、あら熱をとってから精油を加え、よく混ぜる。

point

精油は揮発しやすいので、なるべく少量ずつ作り、保存容器に入れておくとよいでしょう。シアバターのかわりに、キャリアオイルを使用しても。

虫を寄せつけない芳香浴

材料

レモングラス精油 ・・・・・・ 2滴
ユーカリ・グロブルス精油・・ 2滴

方法

ディフューザーなどの芳香拡散器に精油を落とし、香りを部屋に漂わせる。

point

部屋に拡散させて、虫を寄せ付けないようにしましょう。精油は、ティートリーでも効果的。

水虫

症状対処法

抗真菌作用が強い ティートリー精油でケア

カビの一種である白癬《はくせん》菌に感染することで発症し、他人にもうつる水虫。菌がまだ皮膚の浅いところにいるうちは、セルフケアが有効です。しかし、再発を繰り返している場合は、角質層の奥深くにも菌がいるので、病院での治療が必要になります。予防としては常に足をよく洗って清潔にし、蒸れない靴や靴下を選ぶことが大切です。

感染してしまった場合は、抗真菌作用のある精油が効果を発揮してくれます。軽い水虫には、ティートリー精油の原液を直接綿棒などで塗るとよいでしょう。ただれが強いときは、ティートリー精油で足浴を行うのがおすすめです。また、角質が硬くなっている場合は、ホホバオイルやスクワランなどに精油を加えて塗布すると、皮膚をやわらかくする効果も期待できます。

水虫のかゆみとただれを和らげる足浴

材料

ティートリー精油……1～3滴

方法

深めの洗面器かバケツにお湯を入れ、精油を加えて、くるぶしから足先までをお湯につける。軽い水虫であれば、精油の塗布も効果的。

水虫にもタイプがある

水虫にもいくつかのタイプがあります。足の裏や側面に水ほうができるものや、指と指の間にできるものが代表的です。そのほか、足の裏からふちまでガサガサして角質が硬くなり、ポロポロと皮がむけたりひび割れたりするタイプや爪にまでおよぶ水虫もあり、ここまでいくとかなり重症です。

その他のトラブル

皮膚トラブル

症状対処法

ビタミンCが豊富なハーブや抗炎症作用のある精油を

古くから、精油やハーブはスキンケアにも広く使用されてきました。美容効果があることでも知られ、しみやしわ、にきび、乾燥肌など、さまざまな皮膚トラブルのケアに役立ちます。皮膚トラブルにはさまざまな原因がありますが、寝不足やストレスも大きな原因のひとつ。皮脂の分泌や血行に影響するのです。日頃から精油やハーブを使用し、自分なりにじょうずにストレスを発散することも美肌を保つポイントです。

肌荒れに効果があるハーブとしては、ビタミンCが豊富なローズヒップをはじめ、ハイビスカス、エルダーなどが挙げられます。にきびにはネトルやエキナセア、タンポポ。しみにはローズがよいといわれています。ハーブティーとして飲みましょう。

精油はカモミール・ローマンやカモミール・ジャーマン、ラベンダーなどといった抗炎症作用があるものや、かたくなった皮膚をやわらかくする作用のあるゼラニウム、ローズ、ローズウッドなどを役立てて。ただし、精油は作用が強いので、皮膚の状態が悪いときや敏感肌の人は使用を避けてください。顔に使用するときは、希釈濃度を0・5％以下にしましょう（42ページ参照）。

キャリアオイル単独で使用しても効果的！

精油を希釈するキャリアオイル（植物油）にも、肌に対するさまざまな美容効果があります（220ページ参照）。単独で使用しても十分効果があるので、肌の調子が悪いときや敏感肌の人は、精油を入れずに使用することをおすすめします。

にきびなどのトラブルを解消するハーブティー

材料（1人分）

エルダー……………1/2つまみ
タンポポ……………1/2つまみ

方法

ティーポットにハーブを入れてお湯を注ぎ、ふたをして3分程度蒸らす。

point

皮膚にかゆみやじんましんがあるときは、タンポポの代わりにネトルを使うとよいでしょう。

美肌効果たっぷりのハーブティー

材料（1人分）

ローズヒップ…………1/2つまみ
ハイビスカス…………1/2つまみ

方法

ティーポットにハーブを入れてお湯を注ぎ、ふたをして3分程度蒸らす。

point

ビタミンCが豊富なローズヒップと、クエン酸が豊富なハイビスカスとの組み合わせ。酸味が強いので、はちみつを加えるのもおすすめです。

たるみを予防するアロマトリートメント

材料

ローズウッド精油…………1滴
ホホバオイル……………10mℓ

方法

キャリアオイルに精油を混ぜて、トリートメントオイルを作る。洗顔後、目の下やほほ、あごのラインなどに塗り、やさしくさする。

point

目や口に入らないように行いましょう。肌の調子が悪いときは、精油を使用しないでください。

乾燥肌の人におすすめの塗布

材料

ゼラニウム精油……………1滴
ホホバオイル……………10mℓ

方法

キャリアオイルに精油を混ぜて、オイルを作る。手に取って、乾燥が気になる部分に塗る。

point

容器に入れて保存しましょう。ただし、肌の調子が悪いときは、精油を使用しないでください。

その他のトラブル

髪の毛のトラブル

症状対処法

ヘアトリートメントで髪の毛の老化を防止

　枝毛や切れ毛、頭皮のパサつき、薄毛、白髪……。髪の毛のトラブルは、挙げたらきりがありません。健康的な髪の毛を保つためには、バランスのとれた食生活や十分な睡眠時間をとることはもちろんのこと、ストレスをためないこともポイント。ストレスはヘアトラブルを引き起こすだけではなく、抜け毛や白髪を促進するともいわれています。

　髪の毛のトラブルを避けるためには、頭皮のケアを行うことが大切。皮膚と同様にきちんとケアをして、老化を防ぎましょう。スペシャルケアとしてキャリアオイルと精油でオイルを作り、血行を促進するヘアトリートメントを行うのがおすすめ。ただし、希釈濃度は0・5%以下にします（42ページ参照）。

　フケが出たり、かゆみがあるときは、悪玉菌が増加して、脂漏性皮膚炎が起きている可能性があります。改善するには、抗菌作用や抗炎症作用があるティートリーやゼラニウムなどの精油がよいでしょう。また、抜け毛や白髪予防には、伝統的にローズマリー・ベルベノンの精油が使用されています。

　昔からヘアケアに使用されてきたキャリアオイルも多く、椿オイルやホホバオイルがその代表格です。

ヘアカラーで使用するヘナというハーブ

　ヘアカラーとして人気の高い「ヘナ」。インド原産のハーブで、古代から使用されてきました。髪の毛にダメージを与えるカラーリング剤が多い中、ヘナは天然素材のため髪の毛に与えるダメージが少なく、トリートメント効果もあることで注目されています。

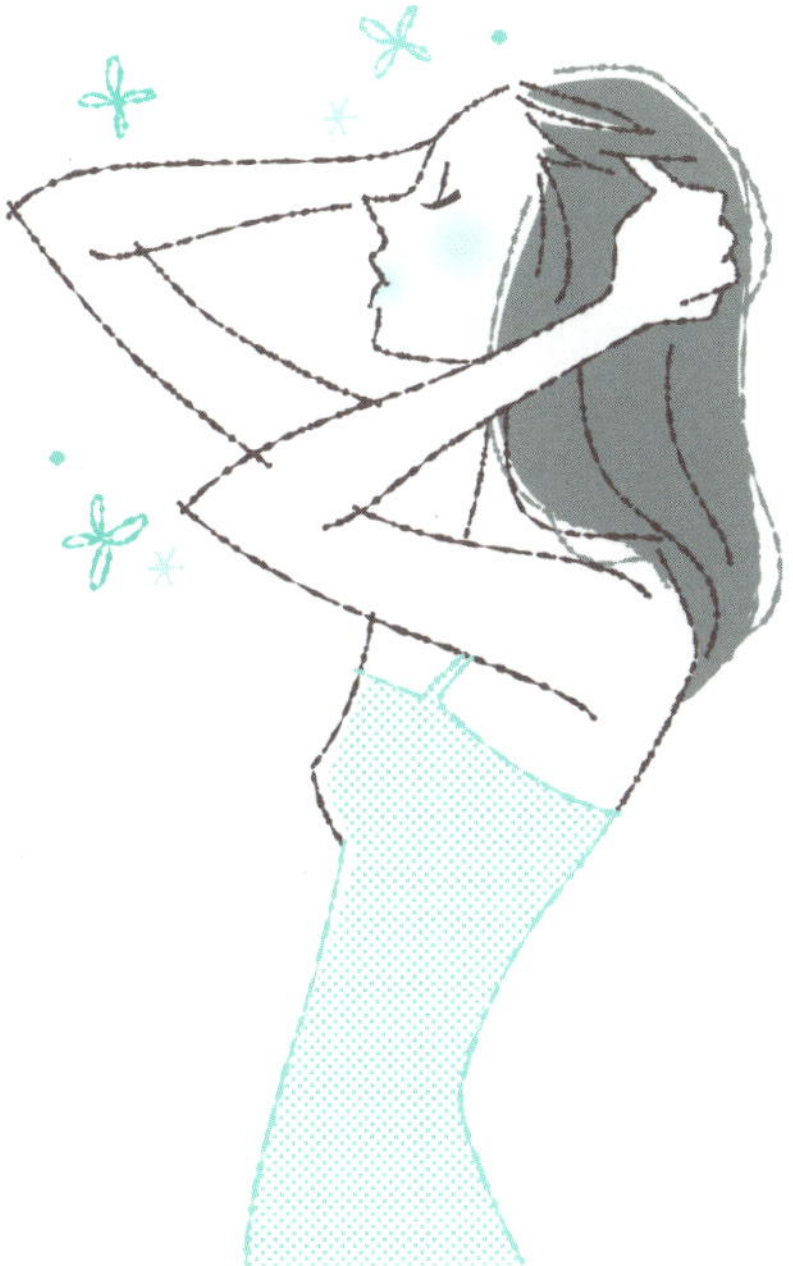

フケ、かゆみを防ぐ ヘアトリートメント

材料

ティートリー精油…………… 1滴
ホホバオイル ……………10mℓ

方法

キャリアオイルに精油を混ぜて、トリートメントオイルを作る。シャンプー後にフケやかゆみがある部分にオイルをすり込み、両手の指の腹でやさしくもむ。

point

頭皮の血行を促進するため、10分ほどおいてから洗い流すとより効果的。

精油をプラスして作る オリジナルシャンプー

材料

ゼラニウム精油………… 5〜6滴
無香料・無添加のシャンプー ‥50mℓ

方法

シャンプーに精油を加えて混ぜ、保存容器に入れて普通のシャンプーと同様に使う。

point

精油は揮発しやすいので、少しずつ作りましょう。自分の好みの精油を使用して。

抜け毛を防ぐ ヘアトリートメント

材料

ローズマリー・ベルベノン精油 ‥ 1滴
椿オイル………………10mℓ

方法

キャリアオイルに精油を混ぜて、トリートメントオイルを作る。シャンプー前にオイルを頭皮全体にすり込み、両手の指の腹でやさしくトリートメントし、シャンプーで洗い流す。

point

頭皮の血行を促進するため、10分ほどおいてから洗い流すとより効果的。

その他のトラブル

打撲 すり傷 時差ぼけ

軽い打撲にひんやり冷湿布

材料

ラベンダー精油‥‥‥‥‥‥‥‥ 2滴

方法

洗面器などに冷たい水を入れ、そこに精油を落としてよく混ぜ、タオルや布に含ませる。よく水けをしぼったら、患部に当てる。

point

打撲は、早く冷やして応急処置をすることが大切。鎮痛作用と抗炎症作用のあるラベンダーを使用して、はれや痛みを取り除きましょう。

時差ぼけの頭をクリアにする吸入

材料

ペパーミント精油‥‥‥‥‥‥‥ 1滴

方法

ハンカチやティッシュに精油を落とし、鼻に近づけて吸入する。

point

時差ぼけでボーッとするときに、頭をシャキッとさせてくれます。精油はローズマリー・シネオールでもよいでしょう。キャリアオイルで希釈し、デコルテに塗布するのも効果的です。

軽いすり傷の治りを早める塗布

材料

ティートリー精油‥‥‥‥‥‥‥ 2滴
カレンデュラオイル‥‥‥‥‥ 10mℓ

方法

キャリアオイルに精油を混ぜて、オイルを作る。手にとって患部に塗る。

point

軽いすり傷には、皮膚の再生を助ける働きのあるティートリー精油と皮膚の保護効果があるカレンデュラオイルを混ぜたオイルで、応急処置をしましょう。

PART 3

精油ガイド
ハーブガイド

セルフケアで使用する精油やハーブの特徴や作用、
適応症状、おすすめの使い方、使用時の注意点などを紹介します。
購入するときや使用する前にチェックして、
安全かつ効果的に使用してください。
また、ひと目でわかる精油・ハーブの効能一覧も、
ぜひ役立ててください。

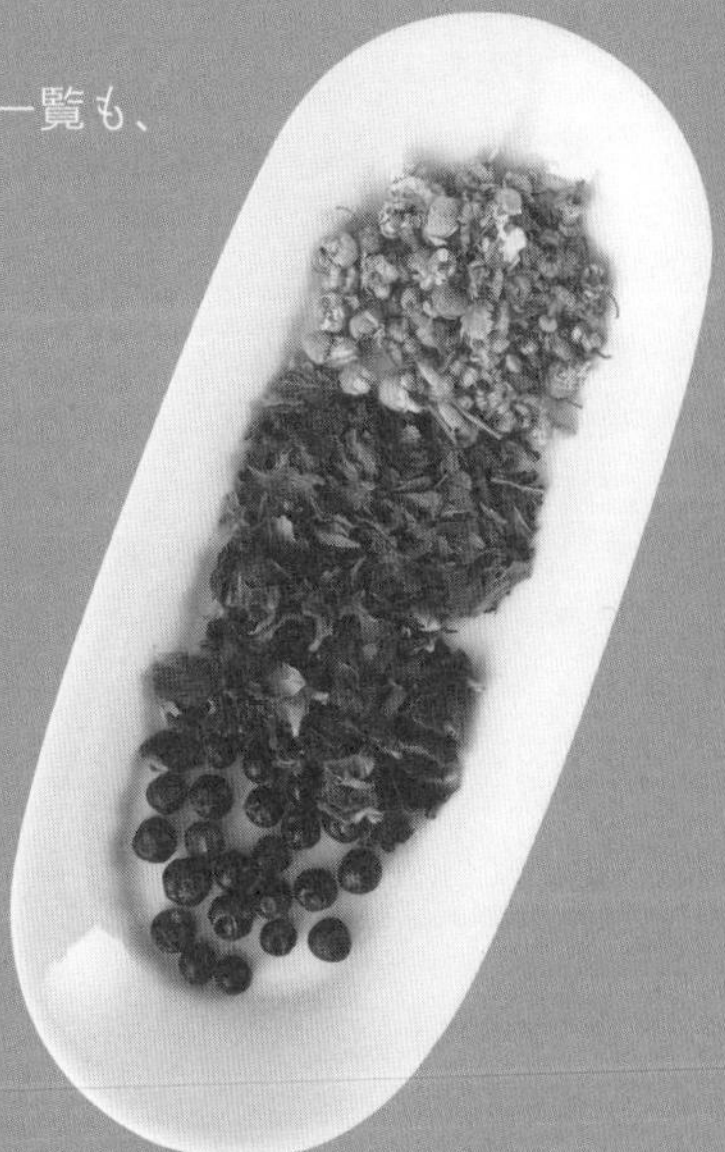

精油・ハーブの作用

精油やハーブには、さまざまな薬理作用が含まれています。

これからご紹介する「精油ガイド」「ハーブガイド」を読むときにも役立ててください。

◆血栓予防
血栓ができるのを予防する。

◆血糖上昇遅延
血糖値の上昇を遅らせる。

◆解毒
体内の有害物質を分解する。

◆解熱
熱を下げる。

◆健胃
胃の不調を緩和して食欲を増す。

◆抗アレルギー
アレルギー反応を和らげる。

◆抗ウイルス
ウイルスを抑制する。

◆抗うつ
不安や憂うつを和らげる。

◆抗炎症
炎症を鎮める。

◆抗感染
感染を防ぐ。

◆抗菌
細菌の増殖を抑制する。

◆抗痙攣（こうけいれん）、鎮痙
筋肉の痙攣、こわばりを鎮める。

◆抗酸化
酸化を防ぐ。

◆抗真菌
真菌（かび）の増殖を抑制する。

◆抗ストレス
ストレスに対する抵抗力を高める。

◆抗掻痒（こうそうよう）
かゆみを緩和する。

◆抗疲労
疲労回復を助ける。

◆抗不整脈
脈を安定させる。

◆興奮
中枢神経を興奮させる。

◆高揚
気分を高める。

◆胃液分泌促進
胃液の分泌を促す。

◆胃腸刺激
胃腸を活発にする。

◆うっ滞除去
滞った血液やリンパ液の流れを促進。

◆エストロゲン様
女性ホルモンに似た働きをする。

◆肝機能改善
肝臓の負担を減らす。

◆緩下（かんげ）
穏やかに便通を促す。

◆肝臓強壮
肝臓の働きを高める。

◆肝保護
肝臓細胞を保護する。

◆強心
心臓の働きを促進する。

◆強壮
活力を与える。

◆去痰
痰の排出を促す。

◆筋肉弛緩
筋肉の緊張を緩和する。

◆駆虫
腸内の寄生虫を除去する。

◆駆風
お腹の張りをとる。

◆血圧降下
血圧を下げる。

◆血圧上昇
血圧を上げる。

◆血液浄化
血中の有害物質を減らす。

◆血管拡張
血管を拡げる。

◆血管収縮
血管を収縮する。

◆血行促進
血液の流れを促す。

◆腸管弛緩
腸の緊張をゆるめる。

◆鎮咳（ちんがい）
せきを鎮める。

◆鎮静
神経の興奮を鎮め、リラックスさせる。

◆鎮痛
体の痛みを和らげる。

◆鎮吐（ちんと）
吐き気を鎮める。

◆通経
月経を促す。

◆肉芽形成促進
傷の治りを促す。

◆尿路感染予防
膀胱などの尿路の感染を防ぐ。

◆粘膜保護
粘膜を保護する。

◆発汗
汗の出を促す。

◆発汗抑制
汗の出を抑制する。

◆皮膚弾力回復
皮膚の弾力を回復させる。

◆分娩促進
分娩をスムーズにする。

◆防虫
害虫を予防する。

◆保温
体を温める。

◆末梢血管拡張
末梢血管を拡げる。

◆免疫賦活
免疫力を高めて活性化させる。

◆癒傷（ゆしょう）
傷を治し、治癒を早める。

◆利尿
尿の出をよくする。

◆リンパ浮腫改善
むくみを改善する。

◆催淫
リラックス気分を高め、性欲を高める。

◆催乳
母乳の出をよくする。

◆催眠
寝付きをよくする。

◆殺菌
細菌を殺す。

◆殺虫
虫を殺す。

◆視機能改善
視力を改善させる。

◆子宮強壮
子宮の働きを高める。

◆止血
血を止める。

◆脂肪溶解
体内の脂肪の代謝を促す。

◆収斂（しゅうれん）
皮膚や粘膜の組織を引きしめる。

◆消化促進
消化を促す。

◆消毒
病原菌を殺し、感染を予防する。

◆上皮形成促進
上皮を作る働きを促進する。

◆食欲増進
食欲を増す。

◆止痢（しり）
下痢をとめる。

◆自律神経調整
自律神経のバランスを整える。

◆性機能改善
性機能の働きを高める。

◆精神安定
精神を安定させる。

◆創部治癒促進
傷の治癒を早める。

◆胆汁分泌促進
胆汁の分泌を促す。

イランイラン Ylang ylang

香水の原料としてポピュラー。リラックス効果に優れ、緊張や不安、怒り、恐怖などを鎮め、心を励ますような香り。月経前症候群や、更年期障害のメンタルな症状、動悸にも有効。催淫作用があり、セクシーな気分を高めてくれるため、不感症やインポテンツの改善にも使用される。抗酸化力も高く、肌あれにもよいとされる。

香りの特徴

ジャスミンに似ている。南国を思わせる、甘くて濃厚な香り。香りは非常に強い。

主な作用

鎮静、抗うつ、催淫、抗炎症、抗痙攣、抗菌、抗アレルギー

適応

抑うつ、精神緊張、自信喪失、動悸、肌あれ、更年期障害、月経前症候群、高血圧、インポテンツ

Data

学名
Cananga odorata

科名
バンレイシ科

抽出部位
花

抽出方法
水蒸気蒸留法

主な精油成分
ゲルマクレンD、ファネッセン、β-カリオフィレン、安息香酸ベンジル

使用上の注意
過度に使用すると、頭痛や吐き気を起こすことも。皮膚刺激があるので、敏感肌の人は皮膚への使用を避ける。

オレンジ・スイート Sweet Orange

果皮から採油する精油は、果実そのままのフレッシュな香りで、子どもに使用するのも安心。リフレッシュ、リラックス効果が高く、不安や緊張を和らげたいときや、気分を明るくしたいときにおすすめ。安眠効果にも優れている。胃腸の蠕動を促進し、食欲増進にも効果を発揮する。末梢循環改善作用があるので、冷えやこりの改善にも役立つ。

香りの特徴

柑橘系ならではのフルーティーでさわやかな香りの中に、甘さがあるオレンジそのものの香りが楽しめる。

主な作用

精神安定、鎮静、健胃、消化促進、血行促進

適応

精神緊張、不眠、食欲不振、吐き気、便秘、腰痛、肩こり、筋肉痛、冷え性、眼精疲労、月経痛

Data

学名
Citrus sinensis

科名
ミカン科

抽出部位
果皮

抽出方法
圧搾法

主な精油成分
d-リモネン、n-オクタナール、サビネン

使用上の注意
ビターオレンジ系の精油と異なり、光毒性はないので、肌への使用も心配ない。

カモミール・ジャーマン German Chamomile

学名の「Matricaria」は子宮や母を意味するラテン語に由来する。ハーブティーは不安や緊張を和らげるために繁用されるが、精油の特徴は、抗炎症作用や上皮形成作用に優れている点である。止痒作用もあるので、かゆみを伴う乾燥肌をはじめ、肌のケアに適している。鎮静作用にも優れているので、リラックスしたい気分のときに。

香りの特徴

ややスパイシーで、濃厚かつ芳醇な香り。

主な作用

抗炎症、抗アレルギー、上皮形成、止痒、鎮痛、鎮静、鎮痙

適応

アトピー性皮膚炎、喘息、乾燥肌、精神緊張、不安、不眠、緊張型頭痛

Data

学名
Matricaria recutita

科名
キク科

抽出部位
花

抽出方法
水蒸気蒸留法

主な精油成分
ビサボロールオキサイドA、ビサボロールオキサイドB、カマズレン

カモミール・ローマン Roman Chamomile

生命力の強い多年草で、「植物のお医者さん」とも呼ばれる。鎮静作用に優れ、不安、緊張、興奮を鎮める効果があるので、精神的なショックを受けたときに役立つ。安眠をもたらす精油としても人気。また、頭痛や筋肉痛など、痛み全般を和らげる効果にも優れている。作用が穏やかで、子どもにも安心して使用できるため、子どもの寝つきが悪いときにも。

香りの特徴

みずみずしい草の香りで、青リンゴのような甘酸っぱさがある。カモミール・ジャーマンより香りが強い。

主な作用

鎮静、抗うつ、鎮痙、鎮痛、抗炎症、通経

適応

精神緊張、不安、不眠、抑うつ、緊張型頭痛、冷え性、腰痛、肩こり、眼精疲労、筋肉痛、高血圧、月経不順、月経痛、月経前症候群、更年期障害

Data

学名
Anthemis nobilis

科名
キク科

抽出部位
花

抽出方法
水蒸気蒸留法

主な精油成分
アンゼリカ酸イソブチル、アンゼリカ酸イソアミル、アンゼリカ酸メチル、t-ピノカルベオール、アンゼリカ酸メチルブチル

使用上の注意
妊娠初期の使用は、避けたほうがよい。

クラリセージ Clary sage

クラリはフランス語で「明るい」「清浄な」を意味するとおり、鎮静作用と精神を高揚させる作用に優れ、心を癒し幸福感をもたらしてくれる。女性ホルモン・エストロゲンに似た働きをする成分が含まれており、月経不順や月経前症候群、更年期障害など婦人科系の症状に有効。また、緊張型頭痛や肩こり、筋肉痛といった痛みの緩和にも役立つ。

香りの特徴

すっきりとしていて、ナッツのようなほのかな甘みが感じられる深みのある香り。

主な作用

鎮静、精神高揚、鎮痙、鎮痛、抗うつ、通経、催淫、女性ホルモン様

適応

抑うつ、不安、精神緊張、不眠、高血圧、更年期障害、月経前症候群、月経痛、月経不順、緊張型頭痛、筋肉痛、肩こり

Data

学名
Salvia sclarea

科名
シソ科

抽出部位
花と葉

抽出方法
水蒸気蒸留法

主な精油成分
酢酸リナリル、リナロール、スクラレオール、ミルセン

使用上の注意
妊娠初期、乳がんの人、また飲酒後は使用を避ける。

グレープフルーツ Grapefruit

学名の「paradisi」は楽園を意味し、その名のとおり不安や緊張を和らげ、落ち込んだ気分を明るくしてくれる。イライラを緩和する作用があり、集中力を高めたいときなどにも有効。また、こりや痛みを改善する働きもあるので、肩こりや緊張型頭痛の症状緩和にも。そのほか、つわりの症状を緩和したり、脂肪の燃焼を促進する効果も期待できる。

香りの特徴

柑橘系のフレッシュで爽快感ある香りに、ほのかな苦味と甘みを含む。誰からも愛される香り。

主な作用

リフレッシュ、抗うつ、空気浄化、消化促進、鎮吐、鎮痛、血管拡張、脂肪分解

適応

不安、精神緊張、イライラ、月経前症候群、肩こり、緊張型頭痛、起立性調節障害、肥満、つわり、冷え症

Data

学名
Citrus paradisi

科名
ミカン科

抽出部位
果皮

抽出方法
圧搾法

主な精油成分
リモネン、ヌートカトン

使用上の注意
肌への使用後は、日光や紫外線を避ける。服薬中の人は高濃度の使用は避ける。

サイプレス Cypress

古代エジプトやローマで神聖な木とされていたサイプレス。冷静になりたいときや集中したいとき、イライラを抑えたいときに効果を発揮する。優れた鎮咳作用があるため、せきをはじめとする呼吸器系のトラブルに効果を発揮。また、血管が拡張するのを改善するので、足のむくみ、静脈瘤のトリートメントとしてもよく用いられる。

香りの特徴

ヒノキに似ていて、すっきり落ち着いた香り。ややスパイシーで、清涼感あふれる香り。

主な作用

うっ滞除去、血管収縮、鎮咳、抗菌、発汗抑制、鎮痙、リフレッシュ、女性ホルモン様

適応

むくみ、冷え性、イライラ、不眠、月経前症候群、更年期障害、せき、筋肉痛、痔、下肢静脈瘤

Data

学名
Cupressus sempervirens

科名
ヒノキ科

抽出部位
葉、球果

抽出方法
水蒸気蒸留法

主な精油成分
α-ピネン、δ-3-カレン、リモネン、ミルセン、セドロール

使用上の注意
妊娠初期は使用を避ける。敏感肌の人は、高濃度での使用に注意。

サンダルウッド（白檀《びゃくだん》） Sandalwood

古くから、インドの寺院で瞑想時の薫香として使用され、アーユルヴェーダ医学でも重宝されてきたサンダルウッド。鎮静作用があり、高ぶった気持ちを和らげて心を落ち着かせてくれるので、瞑想や睡眠の導入として用いられる。心機能を高める作用があり、むくみを改善する。男性フェロモンに似た成分を含み、催淫作用があることでも知られる。

香りの特徴

甘く濃厚。落ち着いたオリエンタルな香り。お香の香りとしても使用される。

主な作用

強心、強壮、利尿、うっ滞除去、鎮静、鎮痙、抗菌、抗真菌、抗ウイルス、催淫

適応

むくみ、アトピー性皮膚炎、不安、イライラ、高血圧、不眠、インポテンツ

Data

学名
Santalum album

科名
ビャクダン科

抽出部位
木部

抽出方法
水蒸気蒸留法

主な精油成分
α-サンタロール、β-サンタロール、α-ベルガモトール

使用上の注意
妊娠初期の大量使用は避けること。

シダーウッド・アトラス Atlas cedarwood

マツ科の針葉樹で、古代エジプトでは神聖な木とされていた。ヒノキ科のシダーウッド・バージニアとは異なる。脳を活性化し、集中力や忍耐力を高める効果があるので、無気力なときに役立つ。瞑想時にもおすすめ。優れた鎮静作用が、不安や緊張を緩和したいときにも効果を発揮してくれる。また、去痰作用があり、呼吸器系のトラブルにも有効。

香りの特徴

サンダルウッドに近く、フローラルな木の香り。オリエンタルで、ほのかに甘みがある。

主な作用

鎮静、強壮、リフレッシュ、去痰、抗菌、抗真菌、うっ滞除去

適応

精神緊張、イライラ、抑うつ、風邪、のどの痛み、せき、高血圧、むくみ

Data

学名
Cedrus atlantica

科名
マツ科

抽出部位
木部

抽出方法
水蒸気蒸留法

主な精油成分
β-ヒマカレン、α-ヒマカレン、γ-ヒマカレン、アトラントン

使用上の注意
妊娠中、乳幼児への使用は避ける。

ジャスミン Jasmine

インドやアラブで媚薬として使われてきた香り。精油は大量の花からごくわずかしか採れないため、非常に高価。不安やイライラを和らげるとともに、心に活力を与えてくれる。出産時の痛みを緩和したり、分娩を助ける作用があり、お産の際に使用されることも。また、出産後の、妊婦の精神状態を安定させる効果も期待できる。また、女性特有の症状にも効果的。

香りの特徴

非常に濃厚で甘く、魅惑的な花の香り。深みと温かみがある。クレオパトラもこの香りを愛したといわれる。

主な作用

抗うつ、鎮静、催淫、分娩促進、催乳、鎮痙、通経

適応

抑うつ、不安、イライラ、不眠、マタニティーブルー、月経痛、月経不順、月経前症候群、更年期障害

Data

学名
Jasminum grandiflorum

科名
モクセイ科

抽出部位
花

抽出方法
冷浸法、溶剤抽出法

主な精油成分
酢酸ベンジル、フィトール、リナロール、ジャスモン

使用上の注意
分娩までの妊娠中の使用は避ける。

ジュニパー Juniper

ヒノキ科の常緑樹で、果実をジュニパーベリー（杜松実）と呼ぶ。お酒のジンの香りづけとしても有名。爽快な香りがストレスを癒すとともに、集中力を高める効果がある。うっ滞除去作用と抗炎症作用、鎮痛作用などがあるので、むくみや肩こり、筋肉痛、関節痛などに効く。また、皮脂を抑える作用があり、にきびや脂漏性皮膚炎にも有効。

香りの特徴

さわやかで落ち着きのある木の香りで、ヒノキに似ている。苦味と甘みがある。

主な作用

うっ滞除去、利尿、抗菌、抗炎症、鎮痛、鎮痙、強壮、リフレッシュ

適応

むくみ、筋肉痛、肩こり、痔、関節炎、イライラ、抑うつ、にきび

Data

学名
Juniperus communis

科名
ヒノキ科

抽出部位
果実

抽出方法
水蒸気蒸留法

主な精油成分
α-ピネン、ミルセン、α-ミュアレン、サビネン、リモネン、テルピネン-4-オール、酢酸サビニル

使用上の注意
妊娠中、腎臓障害のある人は控える。長期間使用しない。

ゼラニウム Geranium

バラのような香りが特徴のゼラニウム。その作用もバラに似ているといわれ、リラックスを促し、ストレスによるトラブルを緩和する。出産前後や月経前、更年期など、心が不安定なときに、心身に作用してくれる。また、肌をやわらかくし、潤いを与える効果があるので、しみやしわ、妊娠線を予防するなど、美肌効果も期待できる。

香りの特徴

「ローズゼラニウム」という別名を持つとおり、バラのような香りがする。甘さに加えてミントのような清涼感がある。

主な作用

鎮静、鎮痛、抗うつ、皮膚弾力回復、止痒、抗菌

適応

不安、抑うつ、月経前症候群、月経不順、更年期障害、スキンケア、妊娠線、虫よけ

Data

学名
Pelargonium graveolens

科名
フウロソウ科

抽出部位
花、葉

抽出方法
水蒸気蒸留法

主な精油成分
シトロネロール、ゲラニオール、リナロール、蟻酸シトロネリル、蟻酸ゲラニル、イソメントン

タイム・リナロール Thyme linalool

タイムはケモタイプによって成分、薬効が異なる。タイム・リナロールは、甘みを含む香りでフレッシュ効果が高い。感染症のケアにはタイム・チモールがよく使用される。心の疲れを癒して気分を明るくしたいときや、脳を活性化して集中力や記憶力を高めたいときに。抗菌・抗ウイルス作用が風邪や感染症の予防に働く。また、痰のからんだせきにも有効。

香りの特徴

甘みと苦味を含んだ、すがすがしいハーブの香り。

主な作用

リフレッシュ、抗うつ、抗菌、抗ウイルス、抗炎症、去痰

適応

イライラ、抑うつ、風邪、せき

Data

学名

Thymus vulgaris

科名

シソ科

抽出部位

葉、花

抽出方法

水蒸気蒸留法

主な精油成分

リナロール、酢酸リナリル、カルバクロール、チモール、カリオフィレン

使用上の注意

妊娠中は使用しない。なお、タイム・チモールは皮膚刺激性があるので注意。

ティートリー Tea tree

オーストラリア原産の常緑樹で、先住民の間で傷や感染症に対する万能薬として用いられてきた。抗炎症作用と抗ウイルス作用に優れ、風邪の予防と手当て、花粉症の症状緩和に効果を発揮。抗菌・抗真菌・傷の治りを促す作用があり、にきびや虫さされ、やけど、水虫など、肌のトラブル解消にも大活躍する。リフレッシュ効果を得たいときにもおすすめ。

香りの特徴

シャープですがすがしくフレッシュな香り。ユーカリに似ている。

主な作用

抗菌、抗ウイルス、抗真菌、抗炎症、免疫賦活、鎮痛、去痰、防虫、リフレッシュ

適応

風邪、せき、花粉症、口内炎、口臭、アトピー性皮膚炎、喘息、起立性調節障害、痔、膀胱炎、筋肉痛、やけど、にきび、水虫、虫さされ

Data

学名

Melaleuca alternifolia

科名

フトモモ科

抽出部位

葉

抽出方法

水蒸気蒸留法

主な精油成分

テルピネン-4-オール、α-テルピネン、γ-テルピネン、テルピノレン、1.8-シネオール

使用上の注意

安全性が高いので、少量であれば直接皮膚に塗布したり、うがいに使用してもよい。

ネロリ(ビターオレンジ) *Neroli*

ビターオレンジの花から採油した高価な精油。リラックス効果が高く、不安やストレスをほぐして精神を安定させたり、睡眠への導入に効果を発揮する。自律神経のバランスを整える作用があるので、ストレスが原因となるさまざまな体の不調改善も期待できる。また、皮膚の弾力性回復を促し、しみやしわの予防・改善にも役立つ。

香りの特徴

柑橘系のさわやかさとほのかな苦味をあわせ持った、甘く繊細な花の香り。

主な作用

鎮静、抗うつ、強壮、催淫、皮膚弾力回復、鎮痙、リラックス

適応

不安、抑うつ、不眠、月経前症候群、更年期障害、スキンケア、妊娠線

Data

学名
Citrus aurantium

科名
ミカン科

抽出部位
花

抽出方法
水蒸気蒸留法、冷浸法

主な精油成分
リナロール、リモネン、ピネン、ネロリドール、酢酸リナリル

使用上の注意
妊娠初期の大量使用は避ける。

パイン *Pine*

高木の常緑針葉樹で、和名はオウシュウアカマツ。古くから抗菌作用が高いことで注目されてきた。また、鎮静作用に優れており、気分転換をしたいときにおすすめ。リフレッシュ効果と空気を浄化する作用があるので、ルームフレグランスにも適している。鼻水・鼻づまりなどの風邪のケアや、皮膚疾患の炎症にも用いられる。

香りの特徴

森の中にいるようなすがすがしい香り。フレッシュで、少し刺激がある。

主な作用

リフレッシュ、強壮、去痰、抗ウイルス、抗菌、抗炎症、鎮静、鎮痛、防虫

適応

イライラ、抑うつ、風邪の予防、虫よけ

Data

学名
Pinus sylvestris

科名
マツ科

抽出部位
針葉、球果

抽出方法
水蒸気蒸留法

主な精油成分
α-ピネン、β-ピネン、ミルセン、カンフェン、リモネン、酢酸ボルニル

使用上の注意
妊娠初期は使用を避ける。

フェンネル Fennel

日本では「ウイキョウ」と呼ばれ、体を温めて消化器系の調子を整える漢方薬としても利用されている。ピクルスの香りづけなど、料理のスパイスとしても有名。消化を促す作用や腹痛を和らげる作用もある。主成分のトランスアネトールには、女性ホルモンに似た作用があり、月経や更年期などに関する女性特有の悩みにも効果を発揮する。

香りの特徴

ほのかにスパイシーなハーブの香りで、フローラルな甘さを含む。

主な作用

エストロゲン様、乳汁分泌促進、健胃、食欲増進、鎮痙、去痰、うっ滞除去

適応

月経前症候群、月経痛、更年期障害、むくみ、食欲不振、腹痛

Data

学名

Foeniculum vulgare

科名

セリ科

抽出部位

種子

抽出方法

水蒸気蒸留法

主な精油成分

トランスアネトール、リモネン、フェンション、アニスアルデヒド

使用上の注意

妊娠中、乳幼児、乳がん、てんかんの人は使用しない。また、皮膚を刺激することもある。

プチグレン Petit grain

ビターオレンジの葉や枝から採油。ネロリよりウッディーな香りだが、効果はネロリと似ている。特に精神面への作用が高く、ストレスからくるさまざまな体の不調を緩和。気持ちを落ち着かせたり、不安を和らげたり、自律神経のバランスを整える効果がある。気分転換をしたいときや、眠れないときにも効果を発揮してくれる。

香りの特徴

フローラルな甘さと柑橘系のさわやかさを持つ。ネロリに似ているが、よりウッディーな香り。

主な作用

鎮静、抗うつ、鎮痙、強壮

適応

イライラ、抑うつ、不安、不眠、吐き気

Data

学名

Citrus aurantium

科名

ミカン科

抽出部位

葉、枝

抽出方法

水蒸気蒸留法

主な精油成分

酢酸リナリル、リナロール、リモネン、テルピネオール、酢酸ゲラニル、オシメン

ブラックペッパー Black pepper

香辛料として多くの料理に使われるペッパーは、日本でも「コショウ」の名前で親しまれている。消化を促進することで、消化器系の不調を緩和。体の局所を温める作用があるため、肩こりやしもやけにも効果を発揮する。また、基礎代謝を上げ、脂肪分解促進を助けるとされており、ダイエットのサポートにも用いられる。

香りの特徴

温かみを含んだ、シャープで刺激の強いスパイシーな香り。

主な作用

食欲増進、消化促進、健胃、抗菌、鎮痛、抗肥満

適応

食欲不振、しもやけ、肩こり、筋肉痛、ダイエットの補助

Data

学名
Piper nigrum

科名
コショウ科

抽出部位
果実

抽出方法
水蒸気蒸留法

主な精油成分
サビネン、リモネン、β-ピネン、β-カリオフィレン、ミルセン

使用上の注意
皮膚刺激があるので注意。妊娠初期は使用を避ける。

フランキンセンス Frankincense

「乳香」「オリバナム」ともいわれ、世界中で宗教儀式や瞑想のための薫香として使われてきた。鎮静作用に優れ、イライラや緊張をほぐし、気力が下がってしまったときに役立つ。また、美肌効果に優れており、肌を引き締め、しみやしわを防き、傷の回復を早める。また、去痰作用があり、呼吸器の症状の緩和にも用いられる。

香りの特徴

樹脂香の中にレモンに似たフレッシュさがある、落ち着いた香り。

主な作用

鎮静、強壮、抗うつ、抗菌、抗炎症、去痰、免疫賦活

適応

イライラ、気力低下、不安、抑うつ、不眠、せき、アトピー性皮膚炎、高血圧、喘息、スキンケア

Data

学名
Boswellia carterii

科名
カンラン科

抽出部位
樹脂

抽出方法
水蒸気蒸留法

主な精油成分
α-ピネン、ディペンテン、カジネン、カンフェン、フェランドレン、オリバノール

使用上の注意
妊娠初期の大量使用は避ける。

ペパーミント Peppermint

ガムやキャンディとしてもおなじみのペパーミント。爽快感のある風味が特徴で、脳を刺激して、眠気を冷ましたり、頭をすっきりさせたいときに使用される。また、胃腸の蠕動を促進して吐き気を抑える効果があるので、二日酔いや乗り物酔いにも効果を発揮する。イライラや高ぶった精神を切り替える効果や、気付けとしての効果も。

香りの特徴

清涼感のある、とても強いメントールの香り。スペアミントよりも爽快感が強い。

主な作用

リフレッシュ、強壮、消化促進、強心、血管収縮、解熱、健胃、収斂、抗炎症、鎮吐、鎮痙、駆風

適応

イライラ、せき、鼻炎、吐き気、腹痛、便秘、口臭、筋肉痛、眠気、花粉症

Data

学名

Mentha piperita

科名

シソ科

抽出部位

花、葉

抽出方法

水蒸気蒸留法

主な精油成分

メントール、メントン、1.8-シネオール、酢酸メンチル、リモネン、プレゴン

使用上の注意

乳幼児や妊娠中、てんかんの人は、大量使用を控える。皮膚刺激があるので、高濃度では使用しないこと。

ベルガモット Bergamot

紅茶のアールグレイの香りづけや、オーデコロンの原料としても使用される。鎮静作用と精神高揚作用をあわせ持つので、怒りや不安、ストレスといった負の感情を癒し、ゆったりとした気持ちへと導く。消化器のさまざまなトラブルにも効果を発揮し、特に神経性の胃腸の症状に効く。食欲を調整する作用にも優れているので、食べすぎの解消にも効果的。

香りの特徴

ビターな柑橘系の香りで、花のような甘さとすがすがしさがある。ほかの香りともなじみやすい。

主な作用

鎮静、抗うつ、精神高揚、抗菌、抗ウイルス、抗炎症、健胃

適応

不安、抑うつ、精神緊張、不眠、冷え性

Data

学名

Citrus bergamia

科名

ミカン科

抽出部位

果皮

抽出方法

圧搾法

主な精油成分

酢酸リナリル、リモネン、β-ピネン、γ-テルピネン、β-ビサボレン、リナロール、ベルガプテン

使用上の注意

光毒性があるので、肌への使用後は日光や紫外線を避ける。

マジョラムスイート Sweet Marjoram

シソ科のハーブで、料理にも使われる。興奮した心を深いリラックスへと導き、自律神経失調による体の不調にも効果を発揮。不安やイライラ、不眠の解消にも役立つ。また、血行をよくすることで、月経痛や筋肉痛などの痛みを緩和する。目の下のクマの解消にも使用される。ティートリーと成分が似ており、抗ウイルス、抗炎症作用に優れ、風邪にも有用。

香りの特徴

ほのかな苦味と甘みを含んだ、温かみのあるスパイシーな香り。男性にもおすすめ。

主な作用

鎮静、鎮痛、血行促進、抗菌、抗ウイルス、抗炎症、去痰

適応

不安、イライラ、不眠、筋肉痛、肩こり、緊張型頭痛、月経前症候群、月経痛、風邪

Data

学名

Origanum majorana

科名

シソ科

抽出部位

葉

抽出方法

水蒸気蒸留法

主な精油成分

テルピネン-4-オール、γ-テルピネン、α-テルピネオール、ボルネオール、サビネン、β-カリオフィネン

使用上の注意

妊娠初期の大量使用は控える。

ユーカリ・グロブルス Eucalyptus globulus

ユーカリ類の精油は数種類あるが、グロブルスがいちばん一般的。抗菌・抗炎症・去痰作用が風邪や花粉症の症状に効果的で、せき、鼻づまり、頭痛など、さまざまな風邪の症状を緩和する。また、リフレッシュ作用があり、気持ちが沈んでいるときや、精神的に追い込まれたとき、また、集中力を高めたいときにもおすすめ。

香りの特徴

鼻の通りがすっきりするような清涼感ある香り。シャープでクリア。非常に香りが強い。

主な作用

去痰、抗炎症、抗菌、抗真菌、抗ウイルス、鎮痛、リフレッシュ

適応

風邪、喘息、花粉症、せき、虫よけ

Data

学名

Eucalyptus globulus

科名

フトモモ科

抽出部位

葉

抽出方法

水蒸気蒸留法

主な精油成分

1.8-シネオール、α-ピネン、グロブロール、リモネン、α-テルピネン、アロマデンドレン

使用上の注意

シネオールによる皮膚刺激が起こることがあるので、敏感肌の人は注意。妊婦や乳幼児は使用しない。

ラベンダー Lavender

作用が穏やかで効能も多いため、アロマセラピーでよく使用される。心を鎮める鎮静作用や自律神経のバランスを整える作用に優れている。また、リラックス効果が高く、安眠効果があることでも広く知られている。緊張型頭痛や筋肉痛、月経痛などの痛みを和らげる作用もある。また、抗炎症作用が高く、皮膚炎の手当てや、やけどの応急処置にも。

香りの特徴

さわやかな酸味があり、クリアで軽やかなフローラルの香り。

主な作用

鎮静、抗うつ、鎮痙、鎮痛、抗炎症、抗菌、抗ウイルス、抗真菌、通経

適応

イライラ、緊張、抑うつ、不眠、緊張型頭痛、眼精疲労、高血圧、肩こり、筋肉痛、打撲、やけど、冷え性、月経痛、月経前症候群、更年期障害、アトピー性皮膚炎、虫さされ、喘息

Data

学名
Lavandula angustifolia

科名
シソ科

抽出部位
花

抽出方法
水蒸気蒸留法

主な精油成分
酢酸リナリル、リナロール、テルピネン-4-オール、カンファー、1.8-シネオール、ラバンデュロール

使用上の注意
妊娠初期の大量使用は避ける。

レモン Lemon

古くから抗菌効果が高いことで知られるレモン。頭を冴えさせる作用があり、集中力や記憶力を高め、リフレッシュにも役立つため、ルームフレグランスとして用いられることが多い。消化促進作用のほか、抗菌作用にも優れ、部屋の空気を浄化して、風邪を予防する効果も期待できる。デオドラント効果が高強いので、体臭の予防にも。

香りの特徴

果実そのままのフレッシュな香りの中に、刺激的な酸味がある。

主な作用

末梢血管拡張作用、消化促進、リフレッシュ、抗菌、抗ウイルス

適応

イライラ、眠気、食欲不振、風邪予防、肩こり、緊張型頭痛、吐き気、起立性調節障害

Data

学名
Citrus limom

科名
ミカン科

抽出部位
果皮

抽出方法
圧搾法、水蒸気蒸留法

主な精油成分
d-リモネン、α-ピネン、β-ピネン、γ-テルピネン、サビネン、ゲラニアール、ネラール、ベルガプテン

使用上の注意
肌への使用後は、日光や紫外線を避ける。皮膚刺激性があるので注意。

レモングラス Lemongrass

タイ料理・トムヤムクンの食材としてもおなじみのイネ科の多年草。精神を高揚させる効果があり、疲れた心をほぐしたいときや、やる気を高めたいときに有効。また、消化促進作用があり、胃腸のトラブルを改善。鎮痛作用と血行促進作用もあることから、肩こり、筋肉痛、冷え性などにも効果を発揮する。部屋の空気を浄化したいときにも使用される。

香りの特徴

レモンの香りに、すっきりした甘さとフレッシュな草の香りを含む。

主な作用

リフレッシュ、精神高揚、鎮痛、抗炎症、血行促進、乳汁分泌促進、抗菌、抗真菌、消化促進、防虫

適応

イライラ、眠気、食欲不振、筋肉痛、肩こり、緊張型頭痛、冷え性、虫よけ

Data

学名
Cymbopogon citratus

科名
イネ科

抽出部位
葉

抽出方法
水蒸気蒸留法

主な精油成分
ゲラニアール、ネラール、ゲラニオール、酢酸ゲラニル、シトロネオール、リモネン、ミルセン

使用上の注意
アルデヒド類が多いので、高濃度で使用すると皮膚刺激が強い。

レモンバーム(メリッサ) Lemon balm

古くから万能薬として知られ、アラビアではヒステリーの治療薬として使用されてきた。採油率が低く、非常に高価な精油。精神面への作用に優れ、気持ちを落ち着かせて感情のバランスを整える効果がある。また、ストレスからくる消化器系の不調の改善にも有効。抗アレルギー作用があるため、アトピー性皮膚炎などの症状緩和にも。

香りの特徴

酸味とはちみつのような甘さを含んだ、レモンのような清涼感のある香り。

主な作用

抗うつ、鎮静、強壮、解熱、抗アレルギー、止痒、鎮痛、鎮痙

適応

イライラ、抑うつ、不安、不眠、緊張型頭痛、過敏性腸症候群、アトピー性皮膚炎

Data

学名
Melissa officinalis

科名
シソ科

抽出部位
花、葉

抽出方法
水蒸気蒸留法

主な精油成分
ゲラニアール、ネラール、β-カリオフィレン、ゲラニオール、シトロネラール

使用上の注意
妊娠中は使用を避ける。皮膚刺激性が起こることがあるので注意。

ローズ Rose

1g採油するのに2000輪の花が必要なため、非常に高価な精油。バラ本来の香りを楽しむことができ、女性に人気。月経痛や月経不順、月経前症候群、更年期障害など、婦人科系の症状の改善やスキンケアにもよく用いられる。落ち込んだ気持ちを癒す鎮静作用と、さらに精神を高揚させる作用にも優れているので、ショックを受けて心が深く傷ついたときに役立つ。

香りの特徴

バラ本来の香りに似ていて、甘く華やかで濃厚。香りが強く、持続性も高い。

主な作用

鎮静、精神高揚、抗うつ、強壮、催淫、収斂、抗炎症、鎮痙、上皮形成促進、通経

適応

不安、抑うつ、月経前症候群、更年期障害、月経痛、月経不順、スキンケア、冷え症

Data

学名
Rosa damascena

科名
バラ科

抽出部位
花

抽出方法
揮発性有機溶剤抽出法

主な精油成分
シロトネロール、ゲラニオール、リナロール、オイゲノール、フェニルエチルアルコール

使用上の注意
妊娠初期は大量使用を避ける。

ローズウッド Rosewood

南米の熱帯地域に生息する常緑樹で、香りがバラの花に似ている。精神を鎮静し、かつ活性化してくれるので、落ち込んだ気持ちを和らげ、元気にしてくれる。スキンケアにもよく使われる。適切に使用すれば、特に安全性が高い精油。また、抗ウイルス作用や抗菌作用も高く、風邪の諸症状の緩和にも効果を発揮。筋肉の緊張を改善し、こりによる頭痛の緩和にも。

香りの特徴

ややスパイシーでウッディーな軽い香り。バラに似た香りで、甘さがある。

主な作用

鎮静、抗うつ、強壮、抗菌、抗ウイルス、抗炎症、催淫、鎮痛、皮膚弾力回復

適応

不安、抑うつ、肩こり、緊張型頭痛、肌あれ

Data

学名
Aniba rosaeodora

科名
クスノキ科

抽出部位
木

抽出方法
水蒸気蒸留法

主な精油成分
リナロール、α-テルピネオール、ゲラニオール、リモネン

ローズマリー・シネオール *Rosemary cineol*

料理に用いるハーブとして知られるローズマリー・シネオールのさわやかな香りはリフレッシュ効果が高く、眠気やだるさを改善し、集中力や記憶力を高めてくれる。そのため、朝の寝起きが悪いときにおすすめ。また、抗炎症作用があるので、筋肉痛や関節痛の緩和にも効果的。粘液溶解作用があり、痰や鼻づまりを和らげたいときにも効果を発揮する。

香りの特徴

樟脳に似た酸味とすがすがしさのある、フレッシュな香り。

主な作用

去痰、抗炎症、抗ウイルス、抗菌、リフレッシュ、強心、鎮痛、粘液溶解

適応

風邪、せき、のどの痛み、鼻づまり、吐き気、起立性調節障害、神経疲労、眠気、不安、筋肉痛、関節痛、腰痛、肩こり

Data

学名

Rosmarinus officinalis L.var.cineole

科名

シソ科

抽出部位

葉

抽出方法

水蒸気蒸留法

主な精油成分

1.8-シネオール、α-ピネン、カンフアー、β-カリオフィレン、リモネン、ミルセン、ボルネオール、酢酸ボルニル

使用上の注意

シネオールによる皮膚刺激が起こることがあるので、敏感肌の人は注意。妊婦や乳幼児は使用しない。

ローズマリー・ベルベノン *Rosemary verbenone*

地中海沿岸の地域が原産で、昔から「若返りの妙薬」として親しまれてきた。ベルベノンは脂肪溶解、胆汁分泌促進作用があり、肥満や糖尿病など、生活習慣病の予防にも向いている。肌のアンチエイジング対策として、ハリを保ちしみやしわの予防に用いる。ローズマリー・シネオールより、森林のような香りを放つα-ピネンの含有率が高い。

香りの特徴

ローズマリー・シネオールよりグリーンで、清涼感のある香り。

主な作用

去痰、脂肪溶解、胆汁分泌促進、リフレッシュ、強心、うっ滞除去

適応

抑うつ、神経疲労、吐き気、冷え性、むくみ、肌あれ、肥満

Data

学名

Rosmarinus officinalis L.var.verbenone

科名

シソ科

抽出部位

全草

抽出方法

水蒸気蒸留法

主な精油成分

α-ピネン、カンフェン、ベルベノン、カンファー、ボルネオール、1.8-シネオール、酢酸ボルニル

使用上の注意

ケトン類が豊富なので、妊娠中、てんかんの人、乳幼児への使用は避ける。

アーティチョーク Artichoke

胆汁の分泌を促進する作用があり、肝臓の保護に役立つ。脂っこいものによる胃もたれの不快感を和らげる。高脂血症、糖尿病の人にも有益だといわれている。草木の香りとほろ苦さが特徴。食用にするのはつぼみの芯の部分。キク科アレルギーのある人は注意。胆のう疾患の人は、使用前に医師に相談を。

主な作用

肝機能改善、胆汁分泌促進

適応

肉類の消化不良、コレステロール上昇予防、脂肪肝

Data

学名
Cynara scolymus

科名／使用部位
キク科／葉、根

別名
チョウセンアザミ

主な有効成分
カフェ酸誘導体（サイナリン、クロロゲン酸）、フラボノイド配糖体（スコリモサイド）、タラキサステロール

イチョウ Ginkgo

毛細血管の循環を促し、血栓を予防する作用がある。動脈硬化に伴う頭痛、耳鳴り、めまい、手足の冷えなどに効果を発揮する。記憶力や意欲の低下にも有効といわれる。医薬品に準ずるハーブ。自分でイチョウの葉を煎じて飲むのは危険なので、精製された抽出物を用いること。服薬中の人は医師に相談すること。

主な作用

血管拡張、血栓予防、抗酸化、抗うつ

適応

動脈硬化に伴う頭痛、耳鳴り、更年期障害、めまい、手足の冷え、抑うつ

Data

学名
Ginkgo biloba

科名／使用部位
イチョウ科／葉

別名
メイデンヘアーツリー、公孫樹

主な有効成分
テルペンラクトン（ギンコライドA、B、C、J、バイロバリド）、フラボノイド配糖体（ケンフェロール、ケルセチン）

ウコン Turmeric

肝機能を改善する薬効があることで知られ、健康食品としても流通。カレーなどの香辛料としても用いられる。大量に服用すると、胃粘膜への刺激により吐き気を起こすおそれが。漢方では月経痛など、うっ血による痛みの緩和に用いる。急性の肝臓、胆のうの疾患には用いないこと。

主な作用

胆汁分泌促進、消化促進、うっ血の改善

適応

肉類の消化不良、胆汁うっ滞型の肝機能障害、月経痛

Data

学名
Curcuma longa

科名／使用部位
ショウガ科／根茎

別名
ターメリック、鬱金、姜黄

主な有効成分
クルクミン、精油

エキナセア Echinacea

抗ウイルス作用や抗菌作用、免疫賦活作用に優れ、風邪や単純ヘルペス、膀胱炎などに効く。また、抗アレルギー作用があるので、花粉症のケアにも用いられる。大量に服用すると、発熱、吐き気、下痢が起こることがあるので、少量にとどめて。キク科アレルギーのある人は注意。

主な作用

免疫賦活、抗炎症、抗菌、抗ウイルス、抗アレルギー

適応

風邪のひき始め、単純ヘルペス、膀胱炎、咽頭炎、花粉症

Data

学名
Echinacea purpurea

科名／使用部位
キク科／地上部、根

別名
エキナケア、エキナシア

主な有効成分
多糖（フコガラクトキシログルカン、酸性アラビノガラクタン）、カフェ誘導体（チコリック酸、エキナコサイド）

エルダー Elder

マスカットのような香り。「庶民の薬箱」といわれている。保温作用に優れ、発汗を促して風邪などの悪寒を鎮める。さらに、抗炎症作用があり、のどのはれや痛みを改善するので、風邪のひき始めに。また、アトピー性皮膚炎などのアレルギー性の炎症にも有効。

主な作用

保温、発汗、解熱、去痰、抗炎症、抗ウイルス

適応

風邪のひき始め、アトピー性皮膚炎、花粉症、冷え性、せき、のどの痛み

Data

学名
Sambucus nigra

科名／使用部位
スイカズラ科／花、熟した果実

別名
セイヨウニワトコ

主な有効成分
フラボノイド（ケルセチン、ルチン）、カフェ酸誘導体、トリテルペノイド

オレンジフラワー Orange Flower

ビター・オレンジの花のことで、ネロリの精油の原料にもなる。中国では、糖尿病患者用のお茶に配合されることも多い。イライラやストレス、不安をほぐし、安眠効果にも優れる。また、ストレスによる胃痛や食欲不振の改善にも。

主な作用

鎮静、健胃、強壮

適応

抑うつ、イライラ、精神不安、食欲不振、不眠、月経前症候群、更年期障害、機能性胃腸症

Data

学名
Citrus aurantium

科名／使用部位
ミカン科／花

主な有効成分
精油（リナロール、酢酸リナリル）、フラボノイドなど

カモミール Chamomile

カモミールには種類がいくつかあり、薬用になるのはジャーマンとローマン。性質や用途はほぼ同じ。「万能ハーブ」といわれるほど薬効が高く、くせがなく飲みやすい。特に精神を安定させる作用と、主成分のカマズレンによる抗炎症、粘膜保護作用に優れているのが特徴。ローマンは主にリラックス用に、それ以外はジャーマンを使用するとよい。

主な作用
鎮静、催眠、抗炎症、抗アレルギー、鎮痛、鎮痙、粘膜保護、保温、発汗、解熱、抗菌、抗ウイルス

適応
不安、精神緊張、不眠、抑うつ、緊張型頭痛、風邪、起立性調節障害、眼精疲労、口内炎、アトピー性皮膚炎、胃炎、過敏性腸症候群、月経痛、月経前症候群、更年期障害、冷え性、喘息、腰痛、肩こり

Data

学名
Matricaria recutita（ジャーマン）、Anthemis nobilis（ローマン）

科名／使用部位
キク科／花

別名
カミツレ、カモマイル

主な有効成分
精油（カマズレン、ビサボロール）、フラボノイド（アピゲニン）、粘液質

カルダモン Cardamon

「スパイスの女王」と呼ばれ、カレーを思わせるスパイシーな香りとショウガに似た清涼感が特徴。胃腸の働きを活性化し、吐き気を緩和する。食べ過ぎてお腹が張って苦しいときに飲めば、消化を早める。口臭にも効果を発揮。

主な作用
健胃、鎮吐、鎮痛

適応
食欲不振、消化不良、吐き気、腹痛、口臭

Data

学名
Elettaria Cardamomun

科名／使用部位
ショウガ科／果実

別名
ビャクズク

主な有効成分
精油（テルペン、テルピネオール、シネオール）、フラボノイド、多糖類

カレンデュラ Calendula

薬用にするマリーゴールドのこと。苦味が強いため、チンキ剤や外用剤で用いることが多い。カロテノイドが豊富で抗炎症、抗酸化作用に優れる。外用剤は傷、湿しん、乾燥肌などのケアに。内服すると胃粘膜保護に働くほか、伝統的に月経痛や月経不順によいとされている。

主な作用
抗炎症、肉芽形成促進、殺菌、胆汁分泌促進、抗酸化、粘膜保護

適応
外用：アトピー性皮膚炎などの皮膚炎、乾燥肌、湿しん、痔
内服：乾燥肌、胃炎、胃潰瘍、月経痛、月経不順

Data

学名
Calendula officinailis

科名／使用部位
キク科／花

別名
キンセンカ、トウキンセンカ

主な有効成分
カロテノイド（ルテイン、リコピン）、フラボノイド（ケルセチン）、タラキサステロール、苦味質、多糖類、精油

クランベリー Cranberry

酸味や苦味が強いので、ジュースやジャムとして、またはサプリメントとしてとるのが一般的。尿道炎や膀胱炎など、尿路感染の予防に有効だが、継続的な服用が必要。ポリフェノールのひとつ、プロアントシアニジンは抗酸化作用が強く、動脈硬化の予防や美肌効果も期待できる。

主な作用

尿路感染予防、抗酸化

適応

繰り返す膀胱炎、高血圧、高脂血症

Data

学名
Vaccinium macrocarpon

科名／使用部位
ツツジ科／果実

別名
ツルコケモモ

主な有効成分
有機酸（キナ酸）、プロアントシアニジン

クローブ Clove

歯痛に効くハーブとしておなじみ。精油には高濃度のフェノールが含まれ、強い抗菌・鎮痛作用がある。肉料理やマルド・ワイン（クローブ、シナモン、オレンジピールなどを加えて温めた赤ワイン）に用いる。食欲がないときにも。

主な作用

抗菌、鎮痛、表面麻酔、健胃

適応

歯痛、歯肉炎、食欲不振

Data

学名
Syzygium aromaticum

科名／使用部位
フトモモ科／蕾

別名
チョウジ

主な有効成分
精油（オイゲノール、β-カリオフィレン）、フラボノイド

ゴールデンシール Golden seal

苦味が強いので、サプリメントとしてとるのが普通。優れた抗炎症・抗菌作用が風邪や細菌感染症に有効。風邪のひき始めには、エキナセアと併用するとよい。腸粘膜への収斂作用があるので、風邪や食あたりによる急性の下痢にも有効。ただし、子宮収縮作用があるので妊娠中の人は使用しないこと。高血圧の人も避けたほうがよい。

主な作用

免疫賦活、抗炎症、抗菌、止痢、止血

適応

風邪、急性下痢症、月経が長びくとき

Data

学名
Hydrastis canadensis

科名／使用部位
キンポウゲ科／根、根茎

別名
ヒドラスチス

主な有効成分
アルカロイド（ヒドラスチン、ベルベリン）

コリアンダー Coriander

香草としてアジア料理には欠かせないコリアンダー。レモンとセージを合わせたような香りが特徴。種子に豊富なd-リナロールは脳を刺激して、眠気やだるさを改善する。また、胃腸の蠕動を促進して、お腹の張りや胃もたれにも効果を発揮する。

主な作用

食欲増進、消化促進、駆風、リフレッシュ、抗疲労

適応

食欲不振、お腹の張り、口臭、倦怠感

Data

学名

Coriandrum sativum

科名／使用部位

セリ科／葉、茎、根、種子

別名

コエンドロ、香草、パクチー

主な有効成分

精油（d-リナロール、カンファー、α-ピネン）

サイリウム Psyllium

種皮に水を吸ってふくらむ粘液質が豊富で、コロコロの硬い便をやわらかくしてくれる。腸内の余計な水分を吸収するので、下痢にもよい。スプーン1杯の種子、またはサプリメントをたっぷりの水とともにとる。加齢や運動不足による弛緩性便秘には用いないこと。腸閉塞にも禁忌。

主な作用

緩下、止痢、コレステロール吸収抑制、血糖上昇遅延

適応

便秘、過敏性腸症候群に伴う下痢、高脂血症、糖尿病、ダイエットの補助

Data

学名

Plantago psyllium

科名／使用部位

オオバコ科／種子、種皮

別名

オオバコ、プランテーン

主な有効成分

粘液質（キシロースを主とする多糖類）

シソ Shiso

和食の香味食材としておなじみで、さわやかな香りと風味が特徴。抗菌・抗炎症作用があり、風邪のひき始めによい。食中毒の予防にも有効。鎮吐作用があるため、つわりにも効果的。種子からとれる油には多価不飽和脂肪酸のα-リノレン酸が含まれ、抗酸化、抗アレルギー作用に優れているので、かゆみを伴う皮膚疾患や花粉症などにも役立つ。

主な作用

抗菌、発汗、抗炎症、鎮吐、抗酸化、抗アレルギー

適応

風邪、吐き気、つわり、食欲不振、アトピー性皮膚炎、花粉症、高脂血症

Data

学名

Perilla frutescens viridis

科名／使用部位

シソ科／葉、花穂、種子

主な有効成分

葉：精油（ペリラアルデヒド、α-ピネン）、種子油：α-リノレン酸

ショウガ Ginger

料理の薬味や風味づけでおなじみ。辛み成分のジンゲロールやショウガオールには、だ液の分泌を促し、消化吸収を助ける効果がある。また、体を温める作用もあり、風邪をひいたときの寒気や、急な冷えに即効性がある。吐き気を鎮める作用も強く、つわりや乗り物酔いにもよい。

主な作用

保温、発汗、鎮吐、消化促進、健胃、抗炎症、抗菌

適応

風邪、解熱、急性胃炎、吐き気、つわり、乗り物酔い、冷え性、腰痛、肩こり

Data

学名
Zingiber officinale

科名／使用部位
ショウガ科／根茎

別名
ジンジャー

主な有効成分
辛味成分（ジンゲロール、ショウガオール、ジンゲロン）、精油（ジンギベレン、α-クルクメン）

セージ Sage

古くから「長寿の草」といわれ、親しまれている。優れた抗菌力が、風邪や口内炎、歯肉炎に効果を発揮。濃いめにいれたお茶でうがいをするのがおすすめ。女性ホルモンに似た物質を含み、更年期の発汗を和らげる。ただし、継続利用は1～2週間以内にすること。ツヨンには神経毒性があるので、大量、長期には用いないように。

主な作用

抗菌、抗ウイルス、収斂、発汗抑制、エストロゲン様

適応

風邪、扁桃炎、口内炎、更年期障害に伴う多汗、月経前症候群

Data

学名
Salvia officinalis

科名／使用部位
シソ科／葉

別名
サルビア、薬用サルビア

主な有効成分
精油（シネオール、ボルネオール、リナロール、カンファー、ツヨン）、フェノール酸、カルノシン酸

セントジョンズワート St.John's wort

天然の抗うつ剤といわれるハーブ。軽い抗うつ剤に匹敵する効果があるが、うつ病はセルフケアのみでは治せないので、まずは受診すること。また、浸出油は抗炎症効果があり、筋肉痛や打撲の手当てにも用いられる。医師の処方薬やピルを服用している人は用いないこと。

主な作用

抗うつ、抗炎症、鎮痛

適応

抑うつ、抑うつに伴う不眠、筋肉痛、打撲

Data

学名
Hypericum perforatum

科名／使用部位
オトギリソウ科／開花期の地上部

別名
セイヨウオトギリソウ

主な有効成分
ヒペルフォリン、ヒペリシン、フラボノイド類、タンニン

ダイズ Soy bean

　豆腐や納豆の原料としてもおなじみ。イソフラボンに女性ホルモンのエストロゲンに似た作用があり、更年期障害によるほてりに有効。閉経後のコレステロール上昇や骨密度低下の予防、また乳がんや前立腺がんの予防にも効果を発揮するといわれる。

主な作用

エストロゲン様、抗酸化、コレステロール低下、抗がん

適応

更年期障害、高脂血症、骨粗鬆症

Data

学名
Glycine max Merr

科名／使用部位
マメ科／種子

別名
大豆、ソヤ

主な有効成分
イソフラボン配糖体（ダイジン、ゲニスチン、グリシチン）、ソヤサポニン

タイム Thyme

　料理にも広く使われ、洋風煮込み料理に用いるハーブの束・ブーケガルニには欠かせない。抗菌・抗ウイルス作用に非常に優れている。鼻やのどからくる風邪の予防に効果絶大。しつこいせきや痰、のどの痛みを緩和する。うがいや蒸気吸入で用いる。

主な作用

抗菌、抗ウイルス、鎮咳、去痰、気管支の鎮痛

適応

風邪、気管支炎、アトピー性皮膚炎

Data

学名
Thymus vulgaris

科名／使用部位
シソ科／地上部

別名
タチジャコウソウ、チムス草

主な有効成分
精油（フェノール、チモール、カルバクロール）、タンニン、フラボノイド

タンポポ（ダンデライオン） Dandelion

　根は焙じるとコーヒーのような風味になり、「タンポポコーヒー」としておなじみ。優れた利尿作用と緩下作用があるので、尿・便ともにスムーズな排出を促す。胆汁の分泌促進作用や、抗炎症および抗菌作用もある。胆道の炎症・閉鎖のある人、腸閉塞の人は使用を避ける。

主な作用

利尿、緩下、胆汁分泌促進、肉類の消化促進、抗炎症、抗菌

適応

むくみ、排尿困難、繰り返す膀胱炎、肉類の消化不良、肝機能障害、便秘、にきび、アトピー性皮膚炎、湿疹、吐き気、冷え性

Data

学名
Taraxacum officinale

科名／使用部位
キク科／全草

別名
セイヨウタンポポ

主な有効成分
苦味質（タラキサコシド）、カリウム、イヌリン、ルテイン、カロチノイド

チャ Tea

いわゆるお茶のことで、緑茶や紅茶、ウーロン茶として飲用するのがポピュラー。茶葉自体を料理に用いることも。カテキンの抗菌・鎮痛作用が風邪のひき始めに有効。また、抗酸化作用が、動脈硬化の予防に役立つ。大量摂取により、吐き気、頻尿、不眠を引き起こすことがある。

主な作用

抗酸化、抗菌、血圧降下、鎮痛、利尿、血糖値低下、抗がん

適応

風邪のひき始め、高血圧、せき、のどの痛み、喘息

Data

学名

Camellia sinensis

科名／使用部位

ツバキ科／葉

別名

茶葉、緑茶、ウーロン茶

主な有効成分

カテキン、アミノ酸（テアニン）、アルカロイド（カフェイン）

チャイニーズアンゼリカ Chinese angelica

ハーブティーにすると少し苦味を感じるが、くせのない味わい。漢方では「当《とう》帰《き》」と呼ばれ、婦人科系疾患の基本薬のひとつ。月経不順、月経痛や子宮内膜症、更年期障害など、女性特有の病気の治療に用いられており、安全性も高い。

主な作用

子宮筋の収縮抑制、抗炎症、鎮痛、血液凝固抑制、免疫賦活、抗がん

適応

月経痛、月経不順、更年期障害、月経前症候群、冷え性

Data

学名

Angelica sinensis Dield

科名／使用部位

セリ科／根

別名

当帰、唐当帰、ドンクァイ

主な有効成分

フタリド（リガスチリド）、多糖（ペクチン性アラビノガラクタン）

ナツメグ Nutmeg

料理のスパイスとして使用されることが多い。体を温める作用があり、特に冷えることで起こる下痢に有効だが、感染症による急性の下痢には使用しないこと。大量に服用すると、神経症状を引き起こすことがあるので、注意が必要。

主な作用

鎮吐、駆風、収斂、保温

適応

慢性的な下痢（特に冷えると起こる場合）、機能性胃腸症

Data

学名

Myristica fragrans

科名／使用部位

ニクズク科／種子

別名

ニクズク

主な有効成分

精油（オイゲノール、イソオイゲノール）

ニンジン Ginseng

エキスを配合した濃縮ペーストや、乾燥させたニンジンを漬けて作る人参酒などが流通。漢方では、疲労回復と食欲不振の基本薬のひとつ。気力の低下にも効果を発揮する。中枢神経や免疫系の調整作用があると考えられている。大量に服用すると興奮、不眠、血圧上昇が起こることがあるので注意。

主な作用

抗ストレス、抗疲労、免疫賦活、鎮静、血管拡張

適応

慢性疲労、抑うつ、免疫低下、食欲不振、更年期障害、冷え性

Data

学名
Panax ginseng C.A.Meyer

科名／使用部位
ウコギ科／根

別名
朝鮮人参、オタネニンジン

主な有効成分
サポニン（種々のジンセノサイド）

ニンニク Garlic

料理の風味づけに使用されるニンニクは、優れた抗菌・抗炎症作用があり、風邪の予防や手当てに活躍する。また、がんや動脈硬化予防の食品としても高く評価されている。安全性は高いが、人によっては生のニンニクを食べると嘔気や胃痛を起こすことがある。

主な作用

抗炎症、抗菌、抗ウイルス、血圧降下、コレステロール低下、血栓予防、抗がん

適応

風邪、細菌感染症、高血圧、高脂血症

Data

学名
Alliun sativum

科名／使用部位
ユリ科／鱗茎

別名
ガーリック、大蒜

主な有効成分
含硫化合物（アリインがアリナーゼによってアリシン、二硫化ジアリルなどに変化する）

ネトル Nettle

利尿作用があることで知られており、粘膜や皮膚のむくみ改善に効果を発揮。花粉症に効果的なハーブとしても注目されている。また、じんましんの手当てに用いられることもある。尿酸の排出を促すので、痛風にも有益。ただし、心機能や腎機能の低下による浮腫には使用してはいけない。

主な作用

利尿、抗炎症

適応

むくみ、排尿困難、繰り返す膀胱炎、花粉症、痛風、じんましん、アトピー性皮膚炎、ダイエット

Data

学名
Urtica dioica

科名／使用部位
イラクサ科／若葉、根

別名
セイヨウイラクサ

主な有効成分
フラボノイド（ケルセチン、ケンフェロール、ラムネチンおよびその配糖体）、シリカ、カリウム、鉄、アミン類

ハイビスカス Hibiscus

ハーブティーにすると鮮やかな赤色になり、酸味のあるさっぱりとした風味が特徴。ローズヒップとブレンドすると、クエン酸とビタミンCが豊富になり、疲労回復や、食欲増進を手助けしてくれる。食欲のない、夏バテの時期にもおすすめ。

主な作用

健胃、強壮

適応

筋肉疲労、眼精疲労、夏バテ、スキンケア

Data

学名
Hibiscus sabodariffa

科名／使用部位
アオイ科／花（がく）

別名
ロゼルソウ

主な有効成分
クエン酸、ハイビスカス酸、アントシアニン色素、粘液質

バジル Basil

イタリア料理でもおなじみで、「ハーブの王様」との異名をもつ。インドの伝統医学アーユルヴェーダ医学では、バジルは重要なハーブで強壮剤として用いられるほか、風邪の治療にも利用されている。有効成分のエストラゴールは大量にとると発がん性があるが、通常量では問題ない。

主な作用

抗うつ、強壮、疲労回復、抗菌

適応

慢性疲労、気力低下、食欲不振、風邪

Data

学名
Ocimum basilicum

科名／使用部位
シソ科／葉、花

別名
目ボウキ、バジリコ

主な有効成分
精油（エストラゴール、d-リナロール、オイゲノール）、タンニン、バジルカンファー

パッションフラワー Passion flower

「天然の安定剤」ともいわれるハーブ。不安や緊張を鎮め、安眠を促す作用に優れている。ストレスや緊張から起こる体の不調にも効果を発揮し、腹痛や頭痛、動悸、肩こりなどにも有効。副作用の心配がないので、安心して使える。

主な作用

鎮静、催眠、鎮痙、鎮痛

適応

自律神経失調症、心身症、不安、緊張、焦燥、抑うつ、不眠、過敏性腸症候群、片頭痛、高血圧、更年期障害

Data

学名
Passiflora incarnata

科名／使用部位
トケイソウ科／地上部

別名
チャボトケイソウ

主な有効成分
フラボノイド（ビテキシン、クリシン、クメリン、ウムベリフェロン、アピゲニン）、アルカロイド（ハルマン）、マルトール

バレリアン Valerian

天然の睡眠薬ともいわれ、脳内のギャバ（アミノ酸の一種）の働きを高めると考えられている。ただし、安眠効果が出てくるには2～4週間かかることが多いので、継続して飲むこと。不安やイライラにも効果的。安全性は高いが、反射神経が鈍る可能性があるので車の運転などには注意。大量に服用すると、頭痛、動悸などを起こすおそれがある。

主な作用

催眠、鎮静

適応

不眠、不安、イライラ、過敏性腸症候群の腹痛、片頭痛

Data

学名
Valeriana officinalis

科名／使用部位
オミナエシ科／根

別名
セイヨウカノコソウ

主な有効成分
セスキテルペン（バレレノール酸、アセチルバレレノール酸）

ビルベリー（ブルーベリー） Bilberry

生食する栽培種のブルーベリーの野生種であるビルベリーは、ジャムやサプリメントでとるのが一般的。ポリフェノールの一種であるアントシアニンを豊富に含み、目の健康や視力向上の効能があることで知られる。抗酸化作用に優れ、生活習慣病の予防にも役立つ。

主な作用

抗酸化、視機能改善、血栓予防

適応

眼精疲労、高血圧、高脂血症、視力向上

Data

学名
Vaccinium myrtillus

科名／使用部位
ツツジ科／果実

別名
ブルーベリー

主な有効成分
アントシアニン（5種のアントシアニジンに3種の糖が結合したアントシアニジン配糖体15種類を含有する）

フィーバーヒュー Feverfew

フィーバーヒューが効果を発揮するのは、こめかみが脈うつように痛む片頭痛。痛みをひき起こすセロトニンやプロスタグランディンに作用すると考えられている。生の葉を口にすると、口内炎を生じることがあるため、通常はサプリメントで用いる。妊婦、血栓予防薬を服用中の人は使用してはいけない。キク科アレルギーの人も注意。

主な作用

鎮痛

適応

片頭痛

Data

学名
Tanacetum parthenium

科名／使用部位
キク科／葉

別名
ナツシロギク、コシロギク

主な有効成分
セスキテルペン（パルテノライド）

フェンネル Fennel

胃腸の蠕動運動を整えて、腹痛やお腹の張りを改善する。カモミールとブレンドして、乳児の臍仙痛にも用いる。また、母乳の分泌を促進するともいわれている。有効成分であるエストラゴールは、大量にとると発がん性があるが、通常の使用量であれば問題ない。

主な作用

鎮痙、駆風、鎮吐、去痰、利尿、発汗、食欲増進、強壮

適応

機能性胃腸症、胃炎、過敏性腸症候群、食欲不振、風邪、月経前症候群、むくみ、せき、のどの痛み

Data

学名
Foeniculum vulgare

科名／使用部位
セリ科／果実

別名
ウイキョウ、小茴香

主な有効成分
精油（アネトール、エストラゴール）、フラボノイド（ルチン）

フラックス Flax

種子にサイリウム同様、水を吸ってふくらむ粘液質が豊富で、便がコロコロと硬くなるタイプの便秘に効果がある。種子油は、抗酸化作用に優れるα-リノレン酸をシソ油以上に豊富に含んでいる。種子についてはサイリウムと同様で、加齢や運動不足による弛緩性便秘には用いないこと。腸閉塞にも禁忌。

主な作用

種子：緩下、止痢、コレステロール吸収抑制、血糖上昇遅延
種子油：抗炎症、抗酸化、抗アレルギー

適応

種子：便秘、過敏性腸症候群に伴う下痢、高脂血症、糖尿病、ダイエット
種子油：アトピー性皮膚炎、花粉症、高脂血症

Data

学名
Linum usitatissimum

科名／使用部位
アマ科／種子、種子油

別名
亜麻、リンシード

主な有効成分
種子：粘液質、種子油：α-リノレン酸

マカ Maca

ペルー原産の、かぶに似た植物。エキスを配合したお酒やドリンク、サプリメントが流通。月経不順や不妊症、更年期障害など、婦人科系の悩みをはじめ、男性の性機能改善にも役立つ。疲労回復や冷え性にも効果を発揮する。

主な作用

抗疲労、性機能改善、血管拡張

適応

体力低下、月経不順、更年期障害、不妊症、冷え性

Data

学名
Lepidium meyenii Walp

科名／使用部位
アブラナ科／根

主な有効成分
グルコシノレート（辛子油配糖体）、サポニン、ステロイド、アルカロイド、アミノ酸

ミルクシスル Milk thistle

ドイツでは医薬品として扱われている。日本では、主にサプリメントとして流通している。シリマリンという成分が、肝臓の保護や修復効果を発揮する。ただし、人によっては服用初期に軟便になることがあるので、ようすを見て使用するように。

主な作用

肝機能改善

適応

アルコール性肝障害、脂肪肝

Data

学名
Silybum marianum

科名／使用部位
キク科／種子

別名
オオアザミ、マリアアザミ

主な有効成分
シリマリン（フラボノリグナンのシリビン、シリクリスチン、シリジアニンを含む抽出物）

ミント Peppermint

清涼感のある香りが特徴。世界中に約200種ものミントが自生するといわれるが、ペパーミントやスペアミントが主流。消化管の蠕動を調節し、吐き気、お腹の張り、腹痛を改善する。鼻炎や風邪の際には、鼻づまりに効果的。リフレッシュ効果も高く、疲労感や息苦しさを和らげてくれる。

主な作用

鎮痙、鎮吐、駆風、リフレッシュ

適応

胃炎、機能性胃腸症、過敏性腸症候群、吐き気、食欲不振、便秘、風邪、口臭、眼精疲労、花粉症、精神疲労

Data

学名
Mentha piperita

科名／使用部位
シソ科／地上部

別名
薄荷

主な有効成分
精油（メントール）、タンニン、フラボノイド（アピゲニン、ルテオリン）

ヤロウ Yarrow

カモミール・ジャーマンと成分や効能が似ているといわれるハーブ。優れた抗炎症作用があり、傷や皮膚炎に古くから外用されてきた。発汗・血管拡張作用があるため、血液循環をよくして、風邪の初期症状の緩和に役立つ。キク科アレルギーのある人は注意。

主な作用

抗炎症、発汗、鎮痛、鎮痙、血管拡張

適応

風邪、胃炎、機能性胃腸症、高血圧

Data

学名
Achillea millefolium

科名／使用部位
キク科／地上部、主に花

別名
セイヨウノコギリソウ

主な有効成分
精油（カマズレン）、フラボノイド（アピゲニン、ルテオリン）

ラズベリーリーフ Raspberry leaf

子宮筋と骨盤周囲の筋肉を緩める作用があるといわれており、「安産のハーブ」と呼ばれている。出産予定日の6～8週前から飲むと、安産をサポートしてくれる。分娩時の水分補給にもおすすめ。また、母乳の出をよくする効果もあるといわれ、月経痛の緩和にも役立つ。

主な作用

子宮筋の弛緩

適応

出産、母乳分泌促進、月経痛

Data

学名
Rubus idaeus

科名／使用部位
バラ科／葉

別名
ヨーロッパキイチゴ、フランボアズ

主な有効成分
フラボノイド配糖体（フラガリン）、タンニン（エラグ酸）、ビタミンB群およびC、ミネラル（鉄、カルシウム）、ペクチンなど

リコリス Licorice

砂糖の150～300倍の甘みがあり、ダイエット甘味料としても利用される。副腎皮質から分泌される抗ストレスホルモンと似た作用をもっており、ストレスやアレルギー、感染症によるダメージを修復する。筋肉の痙攣を和らげる作用も。ただし大量に、長期にわたってとると、低カリウム血症や血圧上昇につながるおそれがある。

主な作用 **鎮痙、肝保護、去痰、抗炎症、抗アレルギー、抗ウイルス、免疫賦活、胃粘膜保護**

適応 **胃炎、胃潰瘍、機能性胃腸症、過敏性腸症候群、月経痛、肝機能障害、アトピー性皮膚炎、風邪、のどの痛み、肩こり**

Data

学名
Glycyrrhiza glabra

科名／使用部位
マメ科／根

別名
甘草

主な有効成分
グリチルリチン酸、フラボノイド

リンデン Linden

上品な甘い香り。鎮静作用に優れ、緊張をほぐし、高ぶった気持ちを鎮めるのに有効。血管拡張、保温、発汗作用もあり、風邪や冷え性、血圧上昇の予防にも。緊張による肩こりや緊張型頭痛を和らげる効能もある。

主な作用

鎮静、血管拡張、保温、発汗、解熱、鎮痙

適応

不安、イライラ、不眠、抑うつ、風邪、高血圧、緊張型頭痛、肩こり、冷え性

Data

学名
Tilia europaea

科名／使用部位
シナノキ科／花、葉

別名
ライム、セイヨウシナノキ

主な有効成分
フラボノイド配糖体、精油（ファルネソール）、サポニン粘液質物質

レモングラス Lemongrass

東南アジア料理に欠かせない、レモン風味のハーブ。消化を助け、胃腸の調子を整えるので、食欲のないときや食べ過ぎたときにおすすめ。精神状態を安定させる作用があり、集中力を増したいときに服用するとよい。

主な作用

消化促進、抗菌、防虫、リフレッシュ

適応

食欲不振、胃もたれ、お腹の張り、便秘、気分転換

Data

学名
Cymbopogon citratus

科名／使用部位
イネ科／葉

別名
コウスイガヤ

主な有効成分
精油（ネラール、ゲラニアール、ゲラニオールなど）、フラボノイド

レモンバーベナ Lemon verbena

葉はレモンの香りがして、指を洗うフィンガーボウルの香りづけや、ビネガーなどの風味づけに使われることも。イライラや、緊張を鎮め、消化を助けるので、夕食後のお茶に向く。リラックスとリフレッシュ両方の効果がある。

主な作用

鎮静、抗菌、抗ウイルス、抗炎消、消化促進、食欲増進

適応

イライラ、精神緊張、胃もたれ、花粉症、のどの痛み

Data

学名
Aloysia triphylla

科名／使用部位
クマツヅラ科／葉

別名
コウスイボク、ベルベーヌ

主な有効成分
精油（ゲラニアール、ネラール、リモネンなど）、フラボノイド

レモンバーム（メリッサ） Lemon balm

レモンに似た香りでほのかに甘みがあり、酸味はなくやさしい味。不安や悲しみを和らげ、気持ちを明るくしてくれる。ストレスによる頭痛や腹痛にも。ハーブ内の精油の含有量が少ないので少量ずつ購入し、香りのあるうちに使用するほうがよい。

主な作用

鎮静、抗うつ、催眠、鎮痙、駆風、抗菌

適応

不安、イライラ、抑うつ、不眠、緊張型頭痛、過敏性腸症候群、風邪、月経前症候群、更年期障害

Data

学名
Melissa officinalis

科名／使用部位
シソ科／葉

別名
セイヨウヤマハッカ

主な有効成分
精油（ゲラニアール、ネラール、シトロネラール）、ロスマリン酸、クロロゲン酸、カフェ酸

ローズ Rose

ハーブティーは鮮やかな赤色で、くせがなくさっぱりとした風味。ローズヒップとのブレンドティーは、美肌の効能が広く知られている。鎮静効果があり、抑うつや神経過敏などに有効。月経前症候群や更年期の諸症状が気になる人にも。

主な作用

鎮静、抗うつ、収斂

適応

不安、抑うつ、更年期の諸症状、月経前症候群、月経不順、口臭、スキンケア

Data

学名
Rosa spp

科名／使用部位
バラ科／花

別名
バラ

主な有効成分
有機酸、タンニン、精油（シトロネロール、ゲラニオール、フェニルエチルアルコール）

ローズヒップ Rosehip

ビタミンCを豊富に含み、「ビタミンCの爆弾」と呼ばれ、美容にも広く使用される。風邪による発熱時や、皮膚炎などでビタミンCを補給したいときに最適。食物繊維（ペクチン）も豊富。収斂作用があり、下痢や発汗過多にも効果を発揮する。

主な作用

抗酸化、収斂、止痢、発汗抑制

適応

下痢、更年期の発汗過多、月経前症候群、スキンケア

Data

学名
Rosa canina

科名／使用部位
バラ科／実

主な有効成分
ビタミンC、カロテノイド（リコピン、β-カロテン）、フラボノイド、ペクチン

ローズマリー Rosemary

料理の風味づけや、化粧水、軟こう製剤など、幅広く利用される。消化を促進し、気分を高揚させる苦味をもつ。脳細胞の保護効果があるという報告もある。食欲がないときや、消化不良を起こしているときにも効果を発揮する。

主な作用

リフレッシュ、強壮、消化促進、抗酸化、抗炎症、抗菌、血行促進

適応

内服：朝起きられない、倦怠感、抑うつ、食欲不振、消化不良
外用：関節炎、冷え性

Data

学名
Rosmarinus officinalis

科名／使用部位
シソ科／葉、花

別名
マンネンロウ、ロスマリン

主な有効成分
精油（シネオール、カンファー、α-ピネン）、ジテルペノイド、ロスマリン酸

精油の効能が一目でわかるように、症状別の一覧にしました。
購入するときや使用するときに、役立ててください。

生活習慣病			メンタルの不調				女性のトラブル				その他			
ダイエット	高血圧	たばこの依存	不安、緊張	イライラ	不眠	抑うつ	月経不順	月経前症候群	月経痛	更年期障害	冷え性	むくみ	腰痛、肩こり	皮膚トラブル
	●		●			●		●		●				
			●		●				●		●		●	
			●		●									●
	●		●		●	●	●	●	●	●	●		●	●
	●		●		●	●	●	●	●	●			●	
●			●	●				●			●		●	
●				●	●			●		●	●	●		
	●		●	●	●							●		
	●	●	●	●		●						●		
			●	●	●	●	●	●	●	●				
●				●		●						●	●	
			●			●	●	●		●				●
				●		●								
														●
			●		●	●		●		●				●
				●		●								

精油の効能一覧表

不調 トラブル / 精油名	日常的な体の不調								アレルギー症状		
	緊張型頭痛	風邪	せき、のどの痛み	胃腸の不快感	吐き気	便秘	起立性調節障害	眼精疲労	喘息	花粉症	アトピー性皮膚炎
イランイラン											
オレンジ・スイート				●	●	●		●			
カモミール・ジャーマン	●								●		●
カモミール・ローマン	●							●			
クラリセージ	●										
グレープフルーツ	●						●				
サイプレス			●								
サンダルウッド（白檀）											
シダーウッド・アトラス		●	●								
ジャスミン											
ジュニパー											
ゼラニウム											
タイム・リナロール		●	●								
ティートリー		●	●				●		●	●	●
ネロリ（ビターオレンジ）											
パイン		●									

生活習慣病			メンタルの不調				女性のトラブル				その他			
ダイエット	高血圧	たばこの依存	不安、緊張	イライラ	不眠	抑うつ	月経不順	月経前症候群	月経痛	更年期障害	冷え性	むくみ	腰痛、肩こり	皮膚トラブル
								●	●	●		●		
			●	●	●	●								
●													●	
	●		●	●	●	●								●
		●		●										
			●		●	●					●			
			●	●	●			●	●				●	
	●	●	●	●	●	●		●	●	●	●		●	●
		●		●									●	
				●							●		●	
			●	●	●	●								
			●			●	●	●		●	●			●
			●			●							●	●
		●	●										●	
●		●				●					●	●		

精油の効能一覧表

不調 トラブル／精油名	日常的な体の不調								アレルギー症状		
	緊張型頭痛	風邪	せき、のどの痛み	胃腸の不快感	吐き気	便秘	起立性調節障害	眼精疲労	喘息	花粉症	アトピー性皮膚炎
フェンネル				●							
プチグレン					●						
ブラックペッパー											
フランキンセンス			●						●		●
ペパーミント			●	●	●	●				●	
ベルガモット											
マジョラムスイート	●	●									
ユーカリ・グロブルス		●	●						●	●	
ラベンダー	●							●	●		●
レモン	●	●			●		●				
レモングラス	●			●							
レモンバーム（メリッサ）	●										●
ローズ											
ローズウッド	●										
ローズマリー・シネオール		●	●		●		●				
ローズマリー・ベルベノン					●						

ハーブの効能が一目でわかるように、症状別の一覧にしました。
購入するときや使用するときに、役立ててください。

生活習慣病			メンタルの不調				女性のトラブル				その他			
ダイエット	高血圧	脂肪肝	不安、緊張	疲労倦怠	不眠	抑うつ	月経不順	月経前症候群	月経痛	更年期障害	冷え性	むくみ	腰痛、肩こり	皮膚トラブル
		●												
						●				●	●			
		●							●					
														●
											●			●
			●		●	●		●		●				
			●		●	●		●	●	●	●		●	●
							●		●					
	●													
							●							
●														
											●		●	
				●				●		●				
					●	●								
										●				
●		●										●		●
	●													
				●			●	●	●	●	●			

ハーブの効能一覧表

不調 トラブル / ハーブ名	日常的な体の不調								アレルギー症状		
	緊張型頭痛	片頭痛	風邪	せき、のどの痛み	胃腸の不快感	吐き気	便秘	下痢	喘息	花粉症	アトピー性皮膚炎
アーティチョーク						●					
イチョウ											
ウコン											
エキナセア			●	●						●	
エルダー			●	●						●	●
オレンジフラワー					●						
カモミール	●		●	●	●				●		●
カルダモン					●	●					
カレンデュラ					●						●
クランベリー											
クローブ					●						
ゴールデンシール			●					●			
コリアンダー					●						
サイリウム							●	●			
シソ			●	●	●	●				●	●
ショウガ			●		●	●					
セージ			●	●							
セントジョンズワート											
ダイズ											
タイム			●	●					●		
タンポポ（ダンデライオン）						●	●				●
チャ			●	●					●		
チャイニーズアンゼリカ											
ナツメグ					●			●			

生活習慣病			メンタルの不調				女性のトラブル				その他			
ダイエット	高血圧	肝機能障害	不安、緊張	疲労倦怠	不眠	抑うつ	月経不順	月経前症候群	月経痛	更年期障害	冷え性	むくみ	腰痛、肩こり	皮膚トラブル
				●		●				●	●			
	●													
●												●		●
				●										●
				●										
	●		●		●	●				●				
			●		●									
	●													
								●				●		
●														
				●			●			●	●			
		●												
	●													
									●					
		●							●				●	
	●		●		●	●					●		●	
			●											
			●		●	●		●		●				
			●			●	●	●		●				●
								●		●				●
				●		●					●			

ハーブの効能一覧表

不調 トラブル／ハーブ名	日常的な体の不調								アレルギー症状		
	緊張型頭痛	片頭痛	風邪	せき、のどの痛み	胃腸の不快感	吐き気	便秘	下痢	喘息	花粉症	アトピー性皮膚炎
ニンジン											
ニンニク			●								
ネトル										●	●
ハイビスカス											
バジル			●		●						
パッションフラワー		●									
バレリアン		●									
ビルベリー(ブルーベリー)											
フィーバーヒュー		●									
フェンネル			●	●	●						
フラックス							●	●		●	●
マカ											
ミルクシスル											
ミント			●		●	●	●			●	
ヤロウ			●		●						
ラズベリーリーフ											
リコリス			●	●	●						●
リンデン	●		●								
レモングラス					●		●				
レモンバーベナ				●	●					●	
レモンバーム(メリッサ)	●		●								
ローズ											
ローズヒップ								●			
ローズマリー					●						

キャリアオイル

精油を希釈する基材としてよく使用されるキャリアオイルは、植物から抽出されます。精油は油によく溶ける性質があるので、キャリアオイルと精油を混ぜて使用することで、皮膚への吸収もアップ。さらに、キャリアオイルそのものに薬効成分があるので、相乗効果も期待できます。

キャリアオイルにもさまざまな種類があるので、自分の肌質に合ったものを選びましょう。なかには料理用に使用される植物油もありますが、スキンケアには向きません。マッサージ用のものなどをアロマセラピーの専門店で購入し、使用してください。

キャリアオイルガイド

グレープシードオイル

ワインを製造したあとに残るブドウの種が原料のため、値段も手頃。抗酸化作用に優れるトリコフェロールを含有。軽く、サラッとした手触りなので使いやすく、広範囲のアロマトリートメントにも適しています。刺激も粘性も少ないオイルなので、敏感肌の人や脂性肌の人にも。肌に潤いを与え、引き締める効果も期待できます。

〔おすすめの肌質〕

敏感肌、脂性肌

カレンデュラオイル

カレンデュラ（マリーゴールド）の花を植物油に漬け込み、成分を抽出したオイル。濃い黄色のオイルには、カロテノイドやフラボノイドなどが豊富に含まれています。傷ついた皮膚や粘膜の再生を助ける働きがあります。また、収斂作用もあり、しみやたるみの予防、改善にも◎。美肌効果が高いオイルといわれています。

〔おすすめの肌質〕

敏感肌、乾燥肌、老化した肌

オリーブオイル

優れた洗浄力をもつオレイン酸が豊富。粘性がやや高いので、ほかのオイルと混ぜて使ってもよいでしょう。ただし食用ではなく、スキンケア用のものを使用して。また、オリーブオイルに含まれるスクワランという成分は皮脂にも含まれており、この成分の含有量を高めたオイルは高い保湿効果があります。

〔おすすめの肌質〕

乾燥肌、老化した肌

ホホバオイル

北アメリカの先住民が、強い日差しと乾燥から肌と髪の毛を守るために使用していたオイル。どんな肌質にも使える扱いやすいオイルで、ヘアケアにもおすすめです。さらりとした感触で、浸透力も抜群。日焼けやにきびなど、炎症を起こしている肌のケアにも適しています。低温だと固形化しますが、常温で液体に戻ります。

〔おすすめの肌質〕

すべての肌質

椿オイル

日本固有の植物、椿から採油。「カメリアオイル」とも呼ばれます。古くからヘアケアに使用されてきました。髪につやとハリを与え、フケや枝毛といったトラブルを予防してくれます。また、保湿力や浸透性が高く、スキンケアにも使えます。オレイン酸を豊富に含んでおり、酸化安定性が高く、もちのよいオイルです。

〔おすすめの肌質〕

乾燥肌、老化した肌

スイートアーモンドオイル

古代ギリシャ時代からフェイシャルトリートメント用のオイルとして使用されてきました。やや粘性があり、ゆっくりと浸透します。肌質を選ばずに使用できるので、重宝します。炎症を抑えたり、肌を保湿する効果があるので、スキンケアにも適しています。ベビーマッサージをするときも、このオイルを使用すると安心です。

〔おすすめの肌質〕

すべての肌質

Index

アロマセラピー、ハーブセラピーの用語や、効能がある症状・トラブルについて、
詳しく説明しているページを紹介するので、参照してください。

な

濃縮製剤 …… 45

は

ハーブ …… **32**、35
ハーブオイル …… 47
ハーブ酒 …… 47
ハーブセラピー …… 14、**18**
ハーブティー …… 44
ハーブビネガー …… 47
ハーブ料理 …… 46
パッチテスト …… 37
光感作 …… 30
フェノール類 …… 29
フリーラジカル …… 32
ブレンド …… 25
プロゲステロン▶黄体ホルモン
ベビーティー …… 153
ベビーマッサージ …… 154
芳香蒸留水 …… 24
芳香性 …… 22
芳香浴 …… 39
補完代替療法 …… 18
ホメオスターシス …… 52
ホリスティックケア …… 19、**54**
ホルモン補充療法 …… 136

ま

迷走神経 …… 76

吸入 …… 38
ケトン類 …… 30
ケモタイプ …… 23

さ

サプリメント▶濃縮製剤
視床下部 …… 26
自然療法 …… 19
湿布 …… 41
蒸気吸入 …… 38
植物油▶キャリアオイル
植物療法 …… 40
女性ホルモン …… 126
自律神経 …… 26、**53**
水蒸気蒸留法 …… 24
ストレッチ …… 60
精油 …… **22**、34
セスキテルペンアルコール …… 29
セスキテルペン炭化水素類 …… 28
セルフキュア …… 52
セルフケア …… 52
蠕動 …… 70
足浴 …… 40

た

大脳辺縁系 …… 26
超臨界流体抽出法 …… 25
ディフューザー …… 39
塗布 …… 41

[用語]

あ

圧搾法 …… 25
アブソリュート …… 25
アルデヒド類 …… 29
アロマスプレー …… 48
アロマセラピー …… 12、**18**
アロマトリートメント …… 42
アロマバス …… 40
アロマランプ …… 39
イブン・シーナ …… 20
うがい …… 48
エステル類 …… 30
エストロゲン▶卵胞ホルモン
エッセンシャルオイル▶精油
オイルウォーマー …… 39
黄体ホルモン …… **126**、130
オキシド類 …… 30
温湿布 …… 41

か

化学種▶ケモタイプ
カマズレン …… 28
漢方 …… 32
希釈濃度 …… 42
揮発性 …… 22
揮発性有機溶剤抽出法 …… 25
キャリアオイル …… 27、**220**
嗅覚 …… 26

月経困難症 …… 132
月経痛 ▶ 月経困難症
月経不順 …… **128**、159
月経前緊張症 ▶ 月経前症候群
月経前症候群 …… 130
結膜炎 …… 95
下痢 …… 80
倦怠感 …… 113
高血圧 …… 102
高脂血症 …… 100
口臭 …… 164
口内炎 …… 85
更年期障害 …… 136
子どものイライラ …… 155
こむらがえり …… 142

さ
臍仙痛 …… **153**
産後 …… 148
産後うつ …… 148
痔 …… 86
時差ぼけ …… 176
歯肉炎 …… 85
脂肪肝 …… 104
しみ …… 172
社会的ストレス …… 108
熟眠障害 …… 118
授乳時 …… 149
食欲不振 …… 116
白髪 …… 174
脂漏性皮膚炎 …… 174
しわ …… 172

[症状・トラブル]

あ
汗のにおい …… 165
アトピー性皮膚炎 …… 67、**96**
アレルギー …… 90
アレルギー性鼻炎 …… 95
胃腸の不快感 …… **70**
イライラ …… 112
うつ病 …… 118、**122**、124、136

か
化学的ストレス …… 108
過少月経 …… 128
過食 …… 116
風邪 …… 62
肩こり …… 166
過敏性腸症候群 …… **71**、78、80
花粉症 …… 94
髪の毛のトラブル …… 174
過眠 …… 119
肝機能の障害 …… 104
環境ストレス ▶ 物理的ストレス
カンジダ症 …… 87
眼精疲労 …… 84
乾燥肌 …… 172
機能性胃腸症 …… 70
起立性調節障害 …… 82
緊張 …… 110
緊張型頭痛 …… **56**、84、166
筋肉痛 …… 168
痙攣性便秘 …… 78
月経過多 …… 128

メディカルハーブ …… 19、**33**
免疫システム …… 90
モノテルペノンアルコール …… 29
モノテルペン炭化水素類 …… 28

や
油細胞 …… 23
油脂吸着法 …… 25

ら
ラクトン類 …… 30
卵胞ホルモン …… 126
ルネ・モーリス・ガットフォセ …… 21
冷湿布 …… 41

A
Abs. ▶ アブソリュート

B
BMI 値 …… 100

C
ct. ▶ ケモタイプ

L
LDL コレステロール …… 98、**137**

Index

扁桃炎 …… 68

便秘 …… **78**、142

膀胱炎 …… 88

ホットフラッシュ …… 136

本能性高血圧症 …… 102

ま

マタニティーブルー …… 148

水虫 …… 171

むくみ …… 162

無月経 …… 128

虫さされ …… 170

や

薬物乱用頭痛 …… 56

やけど …… 169

腰痛 …… 166

抑うつ …… **122**、136

P

PMS ▶ 月経前症候群

な

夏風邪 …… 65

にきび …… 172

入眠障害 …… 118

妊娠線 …… 143

妊娠中 …… 37、**142**

抜け毛 …… 174

のどの痛み …… 64、**68**

は

吐き気 …… 76

鼻づまり …… 62

パニック障害 …… 124

冷え性 …… 158

皮膚トラブル …… 172

肥満 ▶ 太りすぎ

不安 …… 110

ふけ …… 174

物理的ストレス …… 108

太りすぎ …… 100

不妊 …… 140

冬風邪 …… 65

分娩時 …… 146

片頭痛 …… 58

新型うつ病 …… 123

心理的ストレス …… 108

睡眠時無呼吸症候群 …… 119

睡眠相後退症候群 …… 119

睡眠トラブル …… **118**

ストレス …… 54、70、73、80、91、98、102、**108**、127

すり傷 …… 176

生活習慣病 …… 98

生物学的ストレス …… 108

せき …… 64、**68**

喘息 …… 92

早朝覚醒 …… 118

た

たばこの依存 …… 106

打撲 …… 176

弛緩性便秘 …… 78

中途覚醒 …… 118

直腸性便秘 …… 78

疲れやすい …… 114

つわり …… 142

[参考資料]

『専門医が教える　体にやさしいハーブ生活』橋口玲子著（幻冬舎）

『補完・代替医療　ハーブ療法』橋口玲子著（金芳堂）

『補完・代替医療　メディカル・アロマセラピー』今西二郎著（金芳堂）

『これ1冊できちんとわかるアロマテラピー』梅原亜也子著（毎日コミュニケーションズ）

『1回で受かる！アロマテラピー検定1級・2級テキスト＆問題集』長谷川由美著（成美堂出版）

『アロマテラピーのための84の精油』ワンダー・セラー著（フレグランスジャーナル社）

『アロマテラピー事典』パトリシア・デービス著（フレグランスジャーナル社）

橋口玲子（はしぐちれいこ）

1954年生まれ。東邦大学医学部卒業。小児科専門医、循環器専門医、認定内科医。医学博士。神奈川県南足柄市にある緑蔭診療所で、漢方やアロマセラピー、ハーブを取り入れた診療を行っている。著書に『補完・代替医療　ハーブ療法』（金芳堂）、『橋口先生のおいしい漢方ごはん』（平凡社）、『専門医が教える　体にやさしいハーブ生活』（幻冬舎）、『40歳からの幸せダイエット』（講談社）、『どこでもできる！　1分間疲れ回復法』（講談社+α文庫）などがある。

STAFF

デザイン ★ mogmog Inc.
撮影 ★ 中島聡美
イラスト ★ 小野寺美恵
執筆協力 ★ 宮北優子
編集・構成 ★ 草野舞友、松本ひな子、川那部千穂
（株式会社スリーシーズン）
企画 ★ 成田晴香（株式会社マイナビ）
DTP ★ 株式会社エストール

撮影協力

生活の木

全国に100店舗を経営する、アロマテラピーやハーブの専門店。世界各国から、質の高い精油やハーブを輸入・品質管理をしている。アロマテラピーやハーブを楽しむためのグッズも豊富。下記のオンラインショップでも商品の購入が可能。また、スクールやセミナーも開催しており、アロマテラピーやハーブに関する知識が深められる。

【オンラインショップ】

http://www.aromashop.jp/

生活の木
原宿表参道店
東京都渋谷区神宮前6−3−8
TEL：03-3409-1778
営業時間：11:00〜21:00
定休日：無休
http://www.treeoflife.co.jp/

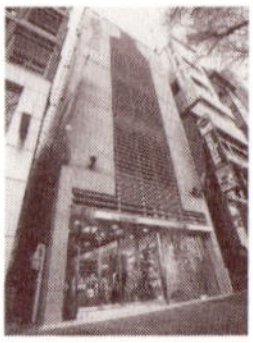

※原宿表参道店以外の全国100店舗の情報もHPで確認できます。

医師が教える アロマ＆ハーブセラピー

2011年5月13日　初版第1刷発行
2014年2月20日　初版第3刷発行

監修　橋口玲子
発行者　中川信行
発行所　株式会社マイナビ
〒100-0003 東京都千代田区一ツ橋1-1-1 パレスサイドビル
TEL：048-485-2383（注文専用ダイヤル）
TEL：03-6267-4477（販売部）
TEL：03-6267-4445（編集部）
E-mail：pc-books@mynavi.jp
URL：http://book.mynavi.jp

印刷・製本　株式会社 ルナテック

ISBN978-4-8399-3521-4　C2077
Printed in Japan